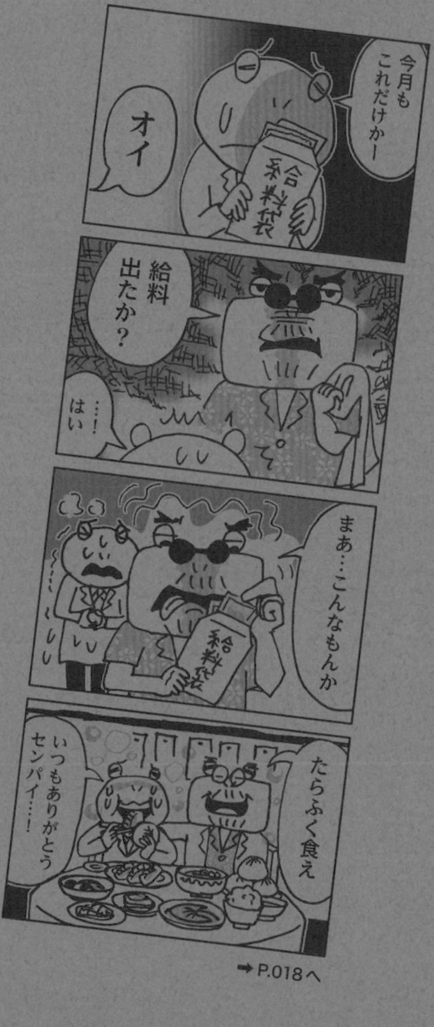
今月も
これだけかー
給料袋
オイ
給料
出たか？
…！
はい
まあ…こんなもんか
給料袋
たらふく食え
いつもありがとう
センパイ…！

➡P.018へ

知らなきゃマズい

医師×お金のルールとマナー

日経メディカル編

プロローグ
～バビロンの大富豪～

1926年に書かれたお金の名著『バビロンの大富豪』（『The Richest Man in Babylon』、ジョージ・S・クレイソン著）をご存じでしょうか。最近、漫画化されて注目を集めるなど、発行から100年近くたっているにも関わらず、今も読み続けられている不朽の名作です。

この本は物語形式で展開されるのも人気の理由です。プロットを簡単に紹介します。

古代都市バビロンで、役所勤めの普通の市民だったアルカドは、いつの間にかバビロン随一の大富豪になっていました。ある日、アルカドはバビロンの人々に富を築くための知恵を広く授けるよう依頼されます。集まった100人を前にアルカドが説いたのが、以下の「7つの極意」でした。

❶ 10枚のコインを得たら使うのは9枚までにする
❷ 出費を管理する
❸ たまったコインは寝かさず、働かせる
❹ リスクを見極め損失を避ける。資金を防御する
❺ 自分の住まいを持ち、投資対象とする
❻ 年老いた後のお金や収入源を準備する
❼ 自分のスキルを高め、さらに稼げるようにする

❶について、アルカドは「収入の10分の1を取っておくルールを10年間守り続ければ、1年分の収入が丸ごと貯蓄になっているはずだ」と説きます。

❷は「節約」の大切さです。収入が上がるのに比例して出費も増えがちですが、ぐっとこらえて「必要経費の優先順位を付けるべきだ」とアドバイスします。

こうしてたまったお金を❸「働かせる」、つまり投資に回すのです。アルカドは「たまったお金は寝かさず、奴隷のように働かせる」と言い、実際に真面目な盾作り職人にお金を貸して金利を取ることで貯蓄を増やしていきました。

❹は「投資先はリスクの低いところにした方がよい」という内容です。アルカドが真面目な盾作り職人にお金を貸していたのは、必ずお金を返してくれる信頼できる人だから。元本確保の可能性が高い投資を選んだということです。

❺「自分の住まい」に関しては、本が書かれた1926年の米国という時代背景もありますが、借家の人は常に一定額を家主から搾取されるので、早くその立場から脱却すべきであるというメッセージです。

こうして富を築くことで、いつの間にか資産がお金を生むようになります。これが❻老後の生きる糧になるのです。

❼は恐らく『バビロンの大富豪』が最も伝えたいテーマでしょう。「自分のスキルを高めるために、自己投資をする」という項目。富を築くためにはまず、収入を増やすためのスキルを高めようという話をします。この話があるために本書は「お金の本」というより「自己啓発本」に分類されることもあります。

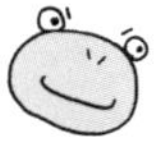

最初は貯蓄と節約、そして投資を

『バビロンの大富豪』が今もなお、様々な場面で取り上げられている理由は、この7つの極意が現代にも通用する極めて普遍的な「お金のため方」を表しているからでしょう。

収入の一定割合を貯蓄するという“決まり”、つまり「天引き」「積み立て」をしながらお金をためる。節約する。投資をする。リスクを見極める。自己投資をする――。こうした基本的な資産形成の方法を再確認することができるのです。医師であってもこの原則は変わりません。

本書『医師×お金のルールとマナー』は、こうした資産形成の原則にも触れつつ、医師ならではのライフイベントやお金にまつわるルールについて解説しました。医師免許を取り、研修医になって決まった給与をもらえるようになって、ついに家計面でも独り立ちする。このタイミングでぜひ、本書でお金に関するリテラシーを高めてはいかがでしょう。

1章ではまず、4000人近い医師の実態調査を基に、数ある支出イベントをピックアップしながら長い医師人生のマネープランを見通してみました。医師特有のイベントである「免許取得後の大学院」や「留学」「診療所開業」について、先人たちの体験談に触れることで備えるべきお金が見えてくるはずです。

2章は臨床医向けの情報サイト「日経メディカル Online」で好評連載中のマネーコラム、Dr.Kの「医師のためのバリュー投資戦術」から10本をピックアップし、若手医師向けにリライトしていただきました。本コラムでは一貫して貯蓄、節約、投資の大切さを訴えており、『バビロンの大富豪』でいえば、まさに❶〜❸の内容です。「資産づくりのために、若者は時間を武器にせよ」というDr.Kのメッセージを受け止めていただきたいと思います。

お金の流れを把握する方法、そして防御の仕方

3章では、社会人になりたての医師に向けた実践的な内容をまとめました。銀行口座の選び方、入るべき保険・入るべきではない保険の見極め方、そして税金（確定申告）の考え方の3つです。これらはいずれも「受け身でいては誰も教えてくれない内容」を含んでいます。

例えば「銀行」は基本的に手数料ビジネスですので、積極的に宣伝をしていたり、人手をかけているところほど手数料が高い傾向にあります。手数料が低い銀行は、自ら探さないと見つけられません。一方、人手がかかっている銀行のメリットもあるのです。本書では、手数料の高い銀行、手数料の安い銀行の両方をうまく使う1つのモデルケースを紹介しています。

「保険」は安心感を買う商品で、「入るべきだ」という宣伝はあっても「入るべきではない」という話を聞く機会は限られます。ただ、安心感にもコストパフォーマ

ンスがあります。本書では「リスクのマトリクス」という考え方に基づいて、入るべき保険・入るべきではない保険の見極め方を解説しています。

「税金」は勤務医を含めた多くの社会人があまり意識をしていません。それは給与から税金を天引きするという“国の優れた仕組み”があるからですが、当然、「天引きから漏れる所得」と「天引きのし過ぎ」が存在するものです。天引きから漏れる所得は、申告しないと脱税になり重加算税を取られますので、いやが応でも勉強することになります。問題は天引きのし過ぎ。これは納税者がきちんと資料をそろえて申告をすれば戻ってくるお金なのですが、申告しなくても税務署からは何も言われません。積極的に勉強する必要があります。

4章では「医師の貯蓄を狙う悪いヤツらから身を守る方法」を紹介します。『バビロンの大富豪』でいえば❹の「資金を防御する」という部分を医師向けに構成しました。

医師人生を順調に歩み、資産がだんだんとたまってくると、それを狙う悪い人間が必ず近寄ってくるもの。完全に詐欺といえる手口だったり、リスクが高過ぎる投資の誘いだったり、悪徳セールスだったりと形は様々です。実際にお金を取られた被害者の告白も幾つか収録しました。せっかくためたお金を失わないように、この章を参考にしながら自衛してください。

『バビロンの大富豪』でも述べているように、富を築くために最も重要なのが「医療スキルを高めるための自己投資」です。お金の不安を低減することで、スキルアップや自己投資を行う余裕もできるはず。この正のサイクルを回すことが、ひいては幸せで充実した医師人生を送ることにもなるのです。

日経メディカルは日ごろ、臨床医向けに日常診療に役立つ最新医学情報をお届けしている媒体ですが、本書には一切、医学情報はありません。それでもあえて本書を発行した狙いは1つ。研修医になりたての人や若手医師の皆さんがお金の知識を付ければ、医師としての人生が充実し、それが将来の医学の発展につながるのではないか——。そのように信じています。

日経メディカル編集部

Contents

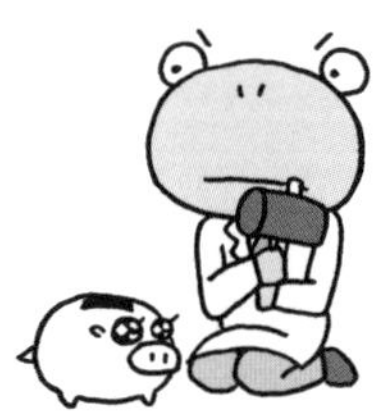

第2章　Dr.Kの「若手医師に伝えたいマネーリテラシー」

第3章　社会人デビューをしたら考える3つのこと

第 4 章　医師を狙う悪いヤツらにご用心

● 本書は編集時点（2020年3月）で信頼できると思われる各種情報に基づいて作成しています。内容については万全を期す努力をしていますが、正確性、安全性、合法性、適切性を保証するものではありません。投資などの判断は自己責任でお願いいたします。

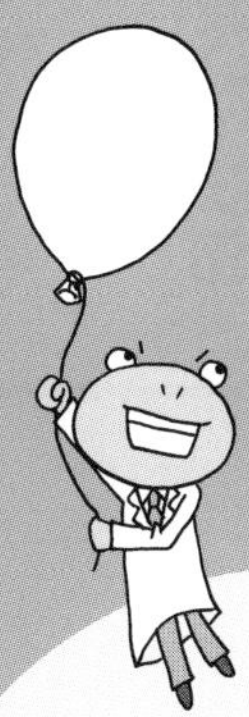

第1章

医師人生のマネープラン

『日経メディカルCadetto』2007年冬号、
2011年冬号の内容をアレンジしています。

シミュレーション

「開業」「生涯勤務医」それぞれの人生とお金

２人は今、26歳の同僚勤務医。片や45歳で開業し、片や定年まで病院に勤め上げる——。今は400万円台というこの２人の貯蓄（預貯金額）は、どんな風に変化していくのだろうか。医師のマネー事情に詳しい税理士の森部章氏（イースト会計事務所）にシミュレートしてもらった。

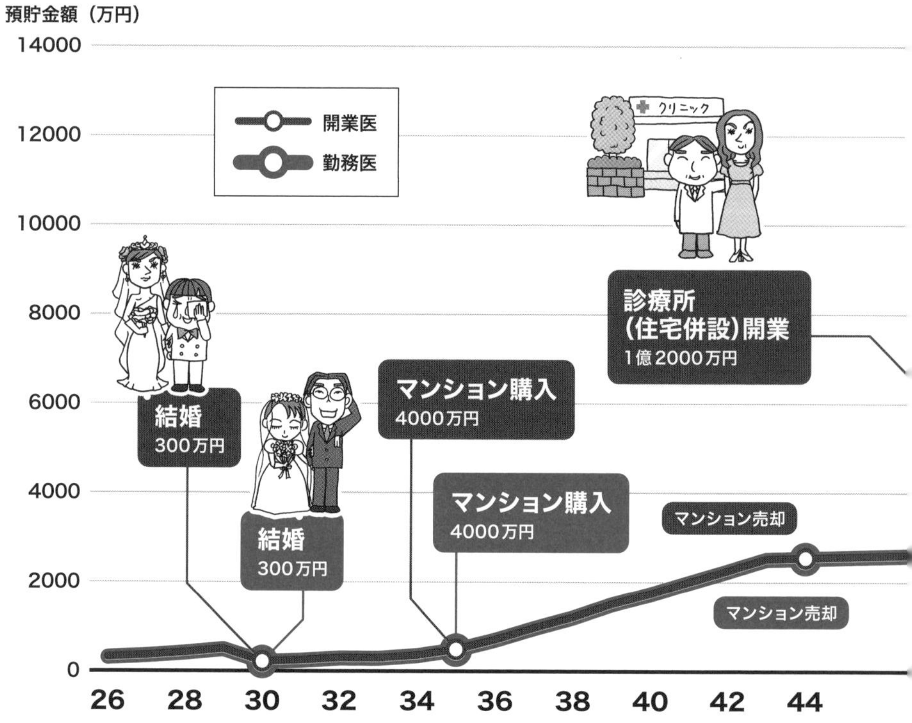

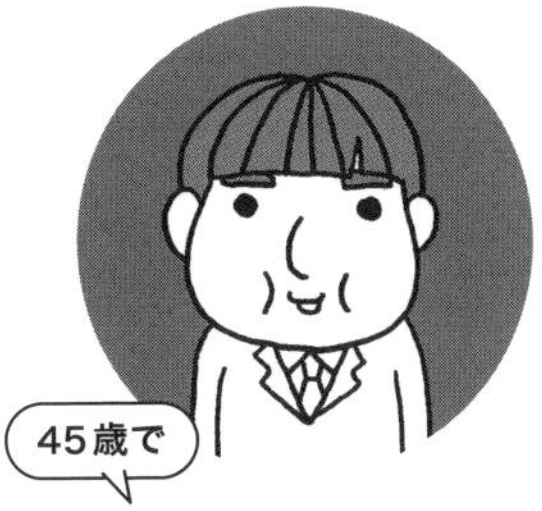

開業医さん

医学部卒業後、民間病院で臨床研修を受け、同院内科に勤務。35歳で他の民間病院に転職した後、45歳で住居併設型の診療所を開設した。妻は専業主婦で開業後は診療所にパート勤務。長男は私大医学部、長女は国立大医学部に進学。

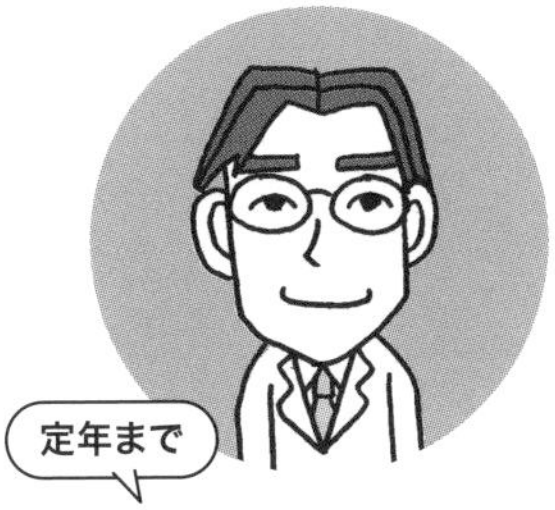

勤務医さん

45歳までは「開業医さん」と同じ経歴。35歳のときに転職した病院にそのまま勤務し続け、内科部長まで務めた後、65歳で退職。妻は専業主婦で、長男、長女とも国立大医学部に進学。

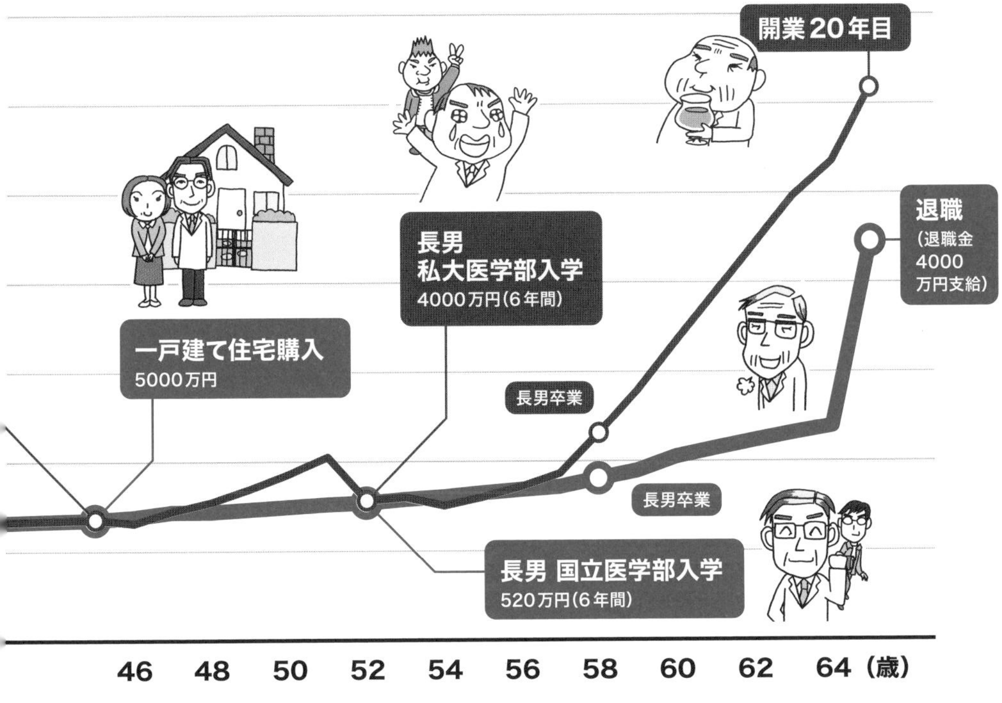

●今回のシミュレーションの前提条件

【前提条件】

1. 借入金

(1) 住宅ローン

①2029年：借入額4000万円、年利1%固定、30年で計算（元利均等払）

②2039年：借入額5000万円、年利1%固定、20年で計算（元利均等払）

(2) 事業借入金は借入額1億2000万円、借入期間20年、年利2%として計算。

2. 開業医さんの内科診療所の医業収入は、最初の3年間は3000万円、4000万円、5000万円と推移。4年目以降59歳まで3%伸長を見込み、その後は一定に。

3. 修繕費は10年ごとに行う大規模修繕。

4. 開業後の所得税・住民税は減価償却費を250万円として概算計算（建物等のうち5000万円を事業供用）。

5. 薬品・材料仕入れおよび給与は、平均的構成比率により概算算定。

6. 諸経費は毎年2%の上昇を見込む。

7. 不動産の時価は土地が毎年2%上昇、建物が毎年7%下落と想定。

8. 65歳定年時の退職金は4000万円と想定。

9. 開業医さんの妻は開業後、自院でパート勤務し、手取りで年280万円の収入を得ると想定。

10. 両者ともに30歳のとき2歳下の妻と結婚。33歳のときに長男が、35歳のときに長女が誕生。2人の子どもは幼稚園、公立小学校、私立の中高一貫校と進学。開業医さんの長男のみ私立大学の医学部に進学、開業医さんの長女、勤務医さんの長男・長女は国立大学の医学部に進学したと想定。

11. 両者ともに35歳でマンションを購入（4000万円）、44歳でそのマンションを売却し、45歳で開業医さんは自宅兼診療所（診療所の開業費用も入れて計1億2000万円）を、勤務医さんは新たに一戸建て（5000万円）を購入。

12. 勤務医さんの給与は勤務年数と転職によって徐々に上がると想定。26歳は年収680万円、30歳は840万円、35歳は1080万円、40歳は1420万円、45歳は1520万円、50歳は1620万円、55歳は1700万円など。1700万円で給与の上昇は止まり、61歳から65歳までは1500万円に減少。

シミュレーションを見て、皆さんはどんな印象を持っただろうか。「開業医と勤務医では、老後の貯蓄額にこんなに差が生じるの？」と思う人もいれば、「意外に開きは小さい」と見る人もいるかもしれない。

「開業医さん」のグラフを見てみると、開業直後と50歳代前半に貯蓄額が落ち込んでいる。後者の“主犯”は、私立大学の医学部に進学した長男の教育費だ（6年間で4000万円）。その重しが取れた50歳代後半以降、貯蓄額はぐん

とアップする。

これに対し「勤務医さん」では、現実的な選択肢として、長男が学費の安い国立大医学部に進学したと仮定（6年間で520万円）。そのため、ペースは緩やかだが預貯金は安定して増え続ける。

もちろん、このグラフの形は、個々人の収入の多寡とマネープラン次第でいかようにも変わる。開業医の場合、何といっても影響が大きいのが開業コストのかけ方。シミュレーションでは、土地を購入し、住居併設の診療所を建てて計1億2000万円としたが、実際にはこれより額が小さくもなり得るし、大きくなるケースもあるだろう。開業した診療所は右肩上がりの成長を遂げたことになっているが、経営がコケる可能性だってある。

なお、一般的には開業すれば生活が楽になるとの見方もあるが、働き盛りの40〜50歳代の家計収支では、勤務医と開業医に大差はない。両者ともこの年代は、住宅ローンの返済と子どもの教育関連の支出が重なり、家計が厳しい。開業すれば収入は増えるかもしれないが、半面、新規の借り入れも発生し、住宅ローンと合わせて返済の負担が重くなる。経営や借金の返済が順調であれば、開業のメリットを享受できるのは60歳以降だ。子どもが巣立ち、開業時の借金を完済すれば、家計の収支は一気に上向く。

職場を転々とすると退職金が減少

定年まで勤務医のパターンでは、勤務先の選択や勤続年数が大きく影響してくる。勤務医の場合、一般的には地方と比べて都市部の病院の方が給与は安い。低い給与水準でも医師を確保できるからだ。また、同じ病院に長年勤務していた方が給与は高くなる傾向にある。シミュレーションでは、35歳に一度転職をするものの、その後は定年を迎えるまで一貫して同じ民間病院に勤務する設定としているため、給与は高い水準になっている。

勤続30年で4000万円という退職金の額は、ある大手医療法人の支払い実

績を参考にしたものだが、1つの病院に長期間勤める医師は実はそれほど多くないので、これだけもらえる勤務医は少数派かもしれない。

開業医、勤務医ともに、このシミュレーションでは民間病院で臨床研修を修了した後、病院勤務医を続けており、海外留学や、大学院への進学などは行っていない。ただ、スキルアップのためにこれらの経験を積もうと考える医師も多いはずだ。その場合、30歳代の収入が大きく変わってくる。

大学の医局に所属し、医局人事によって関連病院を数年おきに渡り歩く場合は、給与の変動も激しい上、中には複数の病院を掛け持ちしなくてはならず、薄給の非常勤待遇で働かざるを得ない状況になることがある。これに結婚・出産・子どもの教育・家の購入などのプライベートな支出が重なると、お金のやり繰りがピンチに陥るかもしれない。

配偶者の収入も家計には大きく影響する。今回のシミュレーションでは、「開業医さん」の妻は開業後に自院でパート勤務し、手取りで年280万円の収入があるのに対し、「勤務医さん」の妻はずっと専業主婦と仮定した。近年の税制改正で配偶者控除や給与所得控除などが見直されており、「高収入の勤務医&専業主婦(主夫)」の組み合わせの場合、数年前と比べると勤務医の所得税が年10万〜40万円ほど増えている(参考：97ページ 図2)。低収入の人は所得税率も低いため、配偶者が少しでも働けばその大部分を「手取り」にできるということは頭に入れておいてほしい。

なお、医師が住宅などを購入する際、「親の資金援助」を見込めることも少なくないが、この試算ではカウントしていない。また、預貯金の金利や資産の運用益も加味していないが、これも30年以上というスパンで見れば、貯蓄額を少なからず左右することになるだろう。

医師人生、様々な支出イベントが待ち構えている。ここからは各ライフステージにおける“お金”の実態と、マネープランを考える際のポイントを解説する。

「リスクプレミアム」の視点を持とう

何か物事を比較して、「お得な方を選びたい」と考えるのは当然のことでしょう。そのとき、忘れてはならないのがリスクプレミアムの視点です。

まずは、簡単な心理実験から。次の提案のうち、あなたはどちらを受け入れますか。

＜提案1＞　「1000円あげます」

＜提案２＞　「サイコロを振って４以上が出たら2000円あげます。３以下だったら何もあげません」

期待値はどちらも1000円。ですが、認知心理学者の実験によって、多くの人は提案1の1000円を確実にもらえる方を選ぶことが分かっています。これを「プロスペクト理論」（Kahneman＆Tversky,1979）と呼びます。リターンを得られると期待する場面では、人はリスク回避的になるのです。

なお、このプロスペクト理論では、損失を覚悟している場面においては、逆に人はリスク志向的になるとも述べています。1000円を支払わないといけない場面では、人はおとなしく払うよりも、２分の1の確率で「2000円払う」か「チャラ」になるかを賭ける方を選ぶのです（居酒屋でよくある「勝てば無料、負ければメガサイズ」の“じゃんけんハイボール”は、この心理を応用した販売促進策です）。

不確実性が高いほど平均リターンは大きい

「リスクプレミアム」というのは、プロスペクト理論を反映した金融用語で、「リスクのある資産の期待収益率から、無リスク資産の収益率を引いた差」のことを表します。ここでいうリスクというのは、「危険性」というより「不確実性」と訳した方が正確でしょう。

リスクプレミアム＝（リスク資産の期待収益率－無リスク資産の収益率）

例えば、保有することで確実に利益が得られる国債の期待リターンを年0.1%とします（本当はもっと低いのですが）。一方、価格変動のある株式の期待リターンも年0.1%で一緒だったら、皆さんは国債と株式、どちらに投資するでしょうか。株式の方は利回りが年0.1%より高くなって、期待以上にもうかることもあれば、元本割れすることもある投資商品です。先ほどの心理実験と同じですね。誰もが無リスク資産の国債を選び、確実に利益を確保したいと思うはずです。

一般的に、株式投資は期待収益率3～6%といわれます。ここから国債の0.1%を引いた収益率2.9～5.9%がリスクプレミアムです。株の暴落で損するかもしれないという不確実性を受け入れた上でこのプレミアムを享受できるのです。あらゆる金融資産は、まず無リスク資産の収益率が土台にあり、その上に各金融資産固有の価格変動リスクに対応したリスクプレミアムが上乗せされた収益率になっていると考えることができます。

単純化すれば、ハイリスクの金融商品とローリスクの金融商品があった場合、ハイリスクな方がハイリターン（期待利回りが高い）でないと、商品として成り立たないということです。実際に新興国の株式や社債など、ハイリスクな金融商品は期待利回りが高いもの。新興国通貨の利息が高いのも同じ理屈で説明できます。

なお、この考えを応用すれば、「ローリスク・ハイリターン」をうたう商品という

のが、“眉唾もの”であることが分かります。そんなものが存在したら、市場のバランスが崩れ、他の金融商品が売れなくなります。こうした話は、はなから疑ってかかった方がよいでしょう。

では、様々な種類の金融商品やタイミングを変えながら投資する「分散投資」はどうでしょうか。分散するやり方にもよりますが、価格変動リスクを下げている場合は、大きなリターンを得られる可能性も低くなっているので、やはり「ローリスク・ローリターン」の投資をしているということになるのです（それでも定期預金などの無リスク資産に比べたら十分にハイリスク・ハイリターンです）。

「どっちがお得？」では決められない

このリスクプレミアムの考え方は、投資だけでなく、お金にまつわる意思決定の際に常に持っておきたいものです。

例えば「開業医 vs 勤務医」は、一般的な事例をシミュレーションして比較すると、どうしても開業医の方が高収入になります。ですが、これは開業医の方が「経営が失敗して借金を背負う」という高いリスクを背負っているからです。結果的に開業医の方が勤務医より平均収入が高いとしても、それはリスクプレミアムが上乗せされているから。シミュレーションだけを見て、「開業医の方がお得」とは単純には言えません。

よくある「持ち家 vs 賃貸住宅」の議論も同様です。シミュレーションをしてみると多くの場合、持ち家の方が資産の面で「お得」という計算になるのです。でも、家を購入することで発生する様々なリスクを考えると、総合的にはいい勝負になっているはずです。

シミュレーションは全体像を把握する上で参考になるのですが、単純にお金の部分だけを比較すると本質を見誤ることになります。「お得」の裏にあるリスクも常に意識するようにしましょう。

研修医

民間病院・大学病院で既に給与格差あり！

医師人生の始まりである初期研修1年目の初っぱなから金欠に――。日経メディカル Onlineの医師会員を対象に「各ライフステージにおけるマネープラン」に関する調査を実施したところ、こんな声がちらほら聞こえた（調査概要は37ページ）。

初期研修医はいわゆる“修業中”の立場。給与が安く、多忙でアルバイトにも行きにくい上、医学書の購入などで出費もかさむ。一般的にこの状態は、後期研修1年目（卒後3年目）を超え、アルバイトに行きやすくなる時期まで続くようだ。苦しい時期を乗り越えるため、親だけでなく、先輩医師や同じ病院に勤務する看護師、はたまた消費者金融から借金をしたという声もあった。

初期研修中の収入（アルバイト含む）は研修先によっても格差がある（Q1）。研修先が大学病院だと、月収20万円未満（50.4%）の人が最も多い。確かに

自由意見

初期研修医の4月、給料が出ていない上に新生活の準備と飲み会で出費がひどい。卒業旅行の支払いも重なる。（20歳代、初期研修医）

研修医時代は金欠だったが、ご飯は先輩が連れていってくれるし、遊ぶ時間もないので、お金は正直、不要だった。それはそれで、数年ならいい思い出。（40歳代病院勤務医、呼吸器内科）

初期研修医1年目5月の月収が12万円でピンチだった。大学病院はなぜか休日手当や残業手当がなく、ゴールデンウイークで平日が少ないと、手取りが減る。（30歳代病院勤務医、代謝・内分泌内科）

Q1 初期研修医時代（大学卒後1〜2年次）の平均月収は？

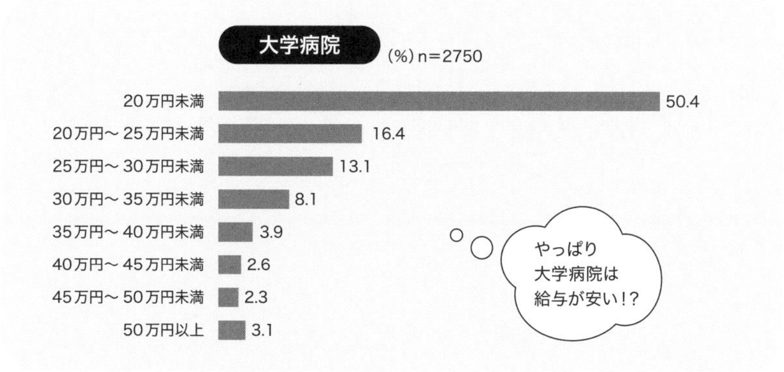

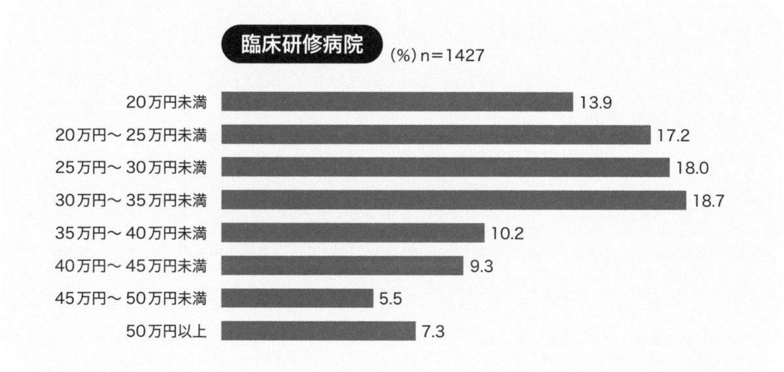

この収入だけでは厳しい生活を強いられることになるだろう。一方、研修先が臨床研修病院だと月収30万円前後の人が多かった。大学で研修するメリットは大いにあるが、給与面だけを見れば大学と民間病院の格差は最初から生まれている。

ただ、初期研修医の場合、変な浪費さえしなければ薄給でも何とかやっていけるという考え方もある。良い先輩に巡り会えれば、食事を全部おごってくれるかもしれない。病院のシャワーを使ったり、病院に寝泊まりしたりすることで自宅の水道光熱費を浮かす、という猛者もいるとか。先輩医師たちに堂々と助けてもらうことができるのは初期研修医の強みといえるだろう。

大学院

「無給医が4割」この状況は将来変わる?

医師のキャリアパスの1つである大学院は、「臨床現場で働きながら授業料を支払って学ぶ」という2足のわらじを履いた状況だ。ただこの臨床現場で働いている状態を、「『自己研さん』や『自己研究の推進』などの目的で診療に従事している」と見なされ、労働実態があるのに給与が支払われない、いわゆる「無給医」の存在が今、問題になっている。

日経メディカルが行ったアンケートでも、大学院に通っていた2139人のうち、40.6%に当たる869人が「無給だった」と回答(Q2)。月収20万円未満まで含めれば全体の79.7%(1705人)で、医師の一般的な給与水準と比べれば低収入である実態が浮かび上がった。そのせいか、大学院在学中はアルバイトに

自由意見

大学院時代は健康保険や年金をすべて自腹で支払わないとならず、さらに学費が毎年50万円かかるため、生活を切り詰めざるを得なかった。
(30歳代病院勤務医、脳神経内科)

国内出張で非常勤扱いで臨床をこなしながら、夜は研究に励んだ。期間内に結果が得られず、研究延長を要請したら、「規定に反することは許可できない」と医局長。結局、主任教授に直訴して承諾されたものの、医局長から「お前に紹介するバイトはない」と言われ、貯金を切り崩しながら研究を継続、何とか論文はアクセプトされた。このころは本当に辛かった……。
(50歳代病院勤務医、総合診療科)

Q2 大学院時代、大学から支払われた月給は？

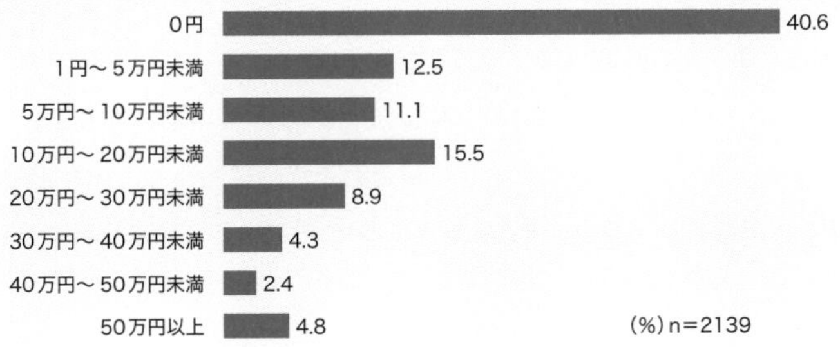

Q3 大学院在学中のアルバイト収入（平均月収）は？

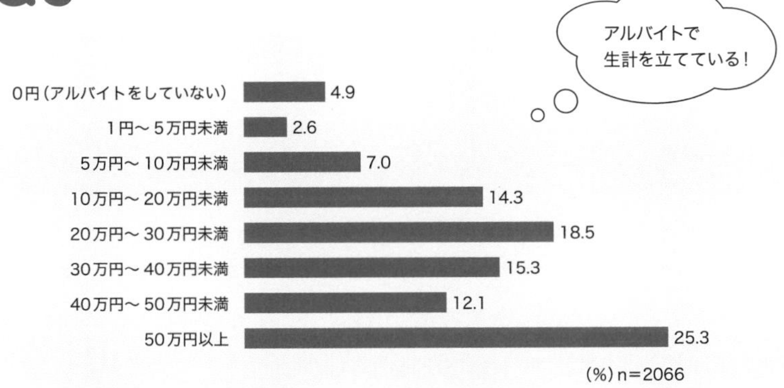

精を出す医師が多く、全体の４分の１が「月50万円以上」稼ぐことで生活を送っている（Q3）。

大学院に通うメリット・デメリットについて、「博士号という肩書にはほとんど意味がない」というのは、医師らの共通認識になりつつあるが、研究を行うという過程に価値を見いだす人は多い。「昼夜もない忙しい生活から離れ、初めて落ち着いて医学書を読む充実した時間を確保できた」という声もある。将来稼ぐ力を付けるための自己投資の期間ともいえるだろう。

大学医局に所属するメリットだって、れっきとして存在する。大都市圏を除け

ば、医療機関のネットワークを大学病院の医局出身者で占める地域がまだ多い。将来的に勤務や開業する地域を決めているなら、その核となる医局に入るのが地縁を築くための第一歩になる。その医局が大学院入学を既定路線としているなら、博士号は地域ネットワークに入るための通行手形になる。

とはいえ、ひとときの自己投資の期間を過ごすには先立つものが必要だ。アルバイトができればあまり心配はいらないようだが、教室によってはアルバイトを制限しているところもあるので、入学前の確認は必須だろう。

無給医問題と働き方改革の議論に注目を

大学院生などの無給医問題は、国がようやく対策のために重い腰を上げたばかりだ。文部科学省は2019年6月、調査結果を公表し、無給の医師・歯科医師が2191人（大学病院は50カ所）に上ることを明らかにした。その過程で「給与を支払うことが適当」と判断された事例も相当数出てきており、今後、各大学はこうしたケースでは給与を支払う姿勢を見せている。

一方、「低賃金の大学院＋アルバイト」という生活スタイルを脅かしかねないのが、国の推進する「医師の働き方改革」の行方。2024年4月から医師の時間外労働の上限規制（年間960～1860時間）が適用されるが、この時間には複数の勤務先での労働時間を通算することが検討されている。つまり、時間外労働の上限近くまで働いている医師に対して、近い将来、「大学院でもっと“研さん”してほしいから、アルバイトを控えてくれないか」という打診があるかもしれないのだ。大学院での労働分を「サービス残業」にさせられる可能性だってある。

もちろん大前提として、過重労働によって健康を害することだけは避けなくてはならないが、「大学院に所属する医師の収入や生活面」も考慮されてしかるべきだろう。大学院への進学を考える医師は、「無給医問題」と「医師の働き方改革」の2つの議論の動向について、注視しておいてほしい。

MEMO

「合理的な無給医」が存在する！？

文部科学省の「無給医」に関する調査では、対象者3万1801人のうち2191人が「無給医」に該当していました。このうち、所属先の大学病院が「合理的な理由がなく給与を支払っていなかったため、遡及も含め給与を支給する」としたのは751人（27大学病院）。「合理的な理由があるため給与を支給していなかったが、今後は給与を支給する」としたのは1440人（35大学病院）でした。

恐ろしいのはここからです。この調査では、「給与を支給していないが合理的な理由があるとされ、無給医には当たらない」と報告された人が3594人いたのです（66大学病院）。「合理的な理由」として大学病院が挙げたのは、「自己研さんや自己研究の推進などで診療に従事している」「大学病院とは別の勤務先の指示で診療に従事しており、その分の給与は勤務先から支給されている」などでした。つまり、診療を行っているのに給与をもらえない「合理的な無給医」が今も存在しているということです。

もっと言えば、実際に診療を行っていても大部分を「自己研さん」と見なされ、わずかしか給与をもらっていない“薄給医”の存在は、この無給医調査では拾い上げられていません。

ただ、無給医問題の解決には困難が予想されます。大学病院は高価な最新機器を入れたり、研究的な診療をするため、一般的な病院と比べて利益が出にくい構造。医師の人件費をこれ以上増やすと、経営破綻するところが出てきます。かといって経営を健全化させようとすると研究機能が損なわれ、「勉強になる」という医局のメリットが薄れてしまいます。大学病院の診療報酬体系なども含めて、抜本的に変えていくしか方法はなさそうです。

留学

「赤字だけど楽しい！」
それが留学

「留学中は医師人生で最も金欠だった。でも、お金はなくても時間はあり、楽しく有意義な時間だった」（40歳代診療所勤務医、産科・婦人科）。

医師の海外留学には、多額の費用がかかる。今回の調査回答者のうち、留学経験者は826人。留学に要した費用は、準備費用として「200万～300万円未満」（19.6％）にピークがあったが、500万円以上と答えた人も20.0％いた（Q4）。研究留学では無給のケースも多いためか、全体では75.2％が「生活が赤字だった」と答えた（Q5）。

「留学から帰ってきたときは、ほとんどすっからかんだった」（50歳代病院勤務医、心臓血管外科）という声のように、留学から戻ってきたら貯金ゼロになっていたと振り返る医師も多数いた。ただ、冒頭のコメントのように、海外留学というのは、かけがえのない経験・実績を得られるもの。比較的自由な時間も多く、

自由意見

留学していたころは、収入がゼロの時期もあって金銭的に大変だったはず。だけど今思えば、家族一緒でとても楽しかった。　（60歳代病院勤務医、放射線科）

留学中の給与は月額2000ドルくらい。けど、米国ナッシュビルの家賃は激安アパートですら575ドル。息子の幼稚園が450ドル。後は1000ドルも残らない中での生活なので、スーパーで妻が「2個で1ドルのキットカット」を何気なく購入したときにケンカになった。　（50歳代病院勤務医、精神科）

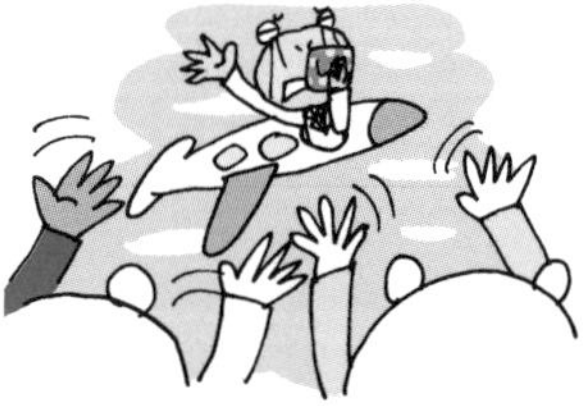

Q4 留学の準備費用（渡航費用、当初の滞在費用、車や家財道具の購入費など）は？

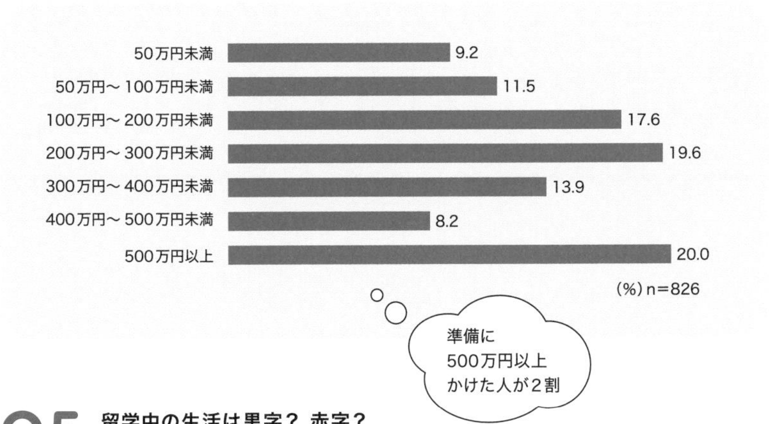

Q5 留学中の生活は黒字？ 赤字？

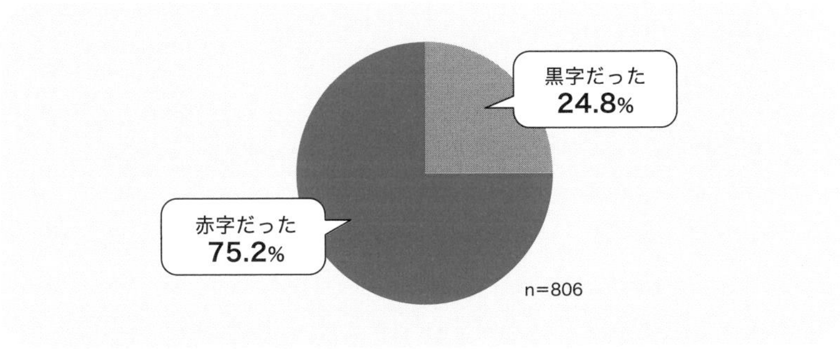

「1人で有名都市を観光した」「家族と触れ合える時間を十分確保できた」との意見も多かった。本書のコンセプトと反する部分はあるが、「世の中、お金じゃない！」と確認できるすてきなイベントだという見方もある。

お金の話に戻ろう。海外留学を行う際、頭に入れておきたいのが、日本と海外（欧米）の物価の差だ。長年、デフレ基調にある日本は、食事代や家賃が欧米と比べて安い（東京都心の家賃だけは欧米の大都市並みだが）。留学先で「普通のランチが2000円」といった欧米の物価にびっくりして、資金計画の見直しを慌てて行うことのないよう、事前の情報収集に努めたい。

結婚・離婚

結婚は300万円が相場
離婚はコントロール不能

人生の一大イベント、結婚。近年は挙式や披露宴を行わない「地味婚」も増えているが、医師は結婚にどのくらいのお金をかけているのだろうか。

今回の調査回答者のうち、既婚者は3813人。結婚に要した費用を聞くと、「900万円以上」という豪華な人も4.8%いたが、全体では100万〜500万円が63.4%を占めた（Q6）。

ちなみに、「ゼクシィ結婚トレンド調査2019」によると結婚費用の全国平均は355万円で、今回の調査結果とさほど変わらない。ただ、開業医の子どもの場合は費用がかさむ例も多いようで、平均の1.5倍前後という話もある。

家計の面でいえば、結婚というイベントに付随して、出産や家の購入なども続くと、金欠に陥りやすい。特に女性医師の場合、出産に伴う産休・育休で収入が減ると急にやり繰りが厳しくなる。

では、結婚するならどのタイミングがよいのだろうか。

「医局入局前に結婚」のメリットは、身軽なことだ。医局に入ると、教授など結婚式に呼ぶ必要のある人が増え、席順などにも気を使わなくてはならない。さらに医局スタッフになると長期休みが取りにくくなる。女性医師の場合、専門医の取得後に結婚すると、出産が30歳代の半ばになる。本格的に現場での修行が始まる前に、出産まで終えてしまうのも選択肢の1つになるだろう。

一方、「ある程度経験を積んでから結婚」のメリットは、独身時代に集中して仕事を覚える時間を確保できること。結婚して家族ができると、プライベートの時間をある程度作らないといけない。それでも医師の生活は不規則なため、結婚相手の理解力が問われることを覚悟しておきたい。

Q6 結婚費用はどれぐらいかかった？（結納、指輪、挙式・披露宴、謝礼、新婚旅行などにかかった費用の総額）

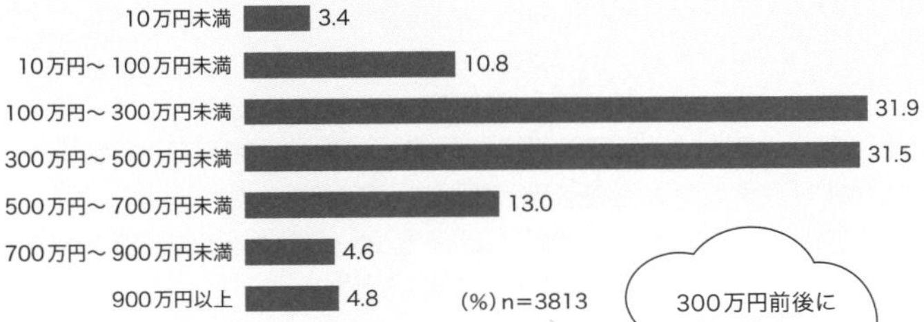

300万円前後に
回答が集中

自由意見

私は授かり婚だったので、結婚後まもなく出産し、産休・育休を取った。結婚式や引っ越し、家具購入などでお金が出ていき、子どもの養育費も重なった。結婚相手は会社員のため低収入。1年くらいは本当にきつかった。おかげで、産後は半年で復帰せざるを得なかった。（30歳代病院勤務医、脳神経内科）

離婚で2000万円払い、貯金がなくなった。
（40歳代病院勤務医、整形外科）

浪費家の女性と結婚してしまい、貯金が著しく減った。結局、離婚に至り、手元には何も残らなかった。
（30歳代病院勤務医、脳神経外科）

離婚でもめるのは「財産分与」

ところで、結婚費用は価値観次第で節約が可能だが、不幸にして離婚に至った場合、離婚費用はコントロールできない支出となる。

離婚に関するマネーには、慰謝料、財産分与、養育費などがある。慰謝料は不貞行為や暴力などに対してのみ支払われるもので、相場は100万～300万円。一方、財産分与は、結婚後に形成された夫婦の資産を、たとえ100％片方が稼いだものであっても、共有の財産と見なして2分割する（ただし相続によって得た財産は除外）。互いの資産の把握が難しく、ここが一番モメやすい部分だ。

Q7 離婚にかかった費用は？(慰謝料、財産分与による損失、養育費、弁護士費用などの総額)

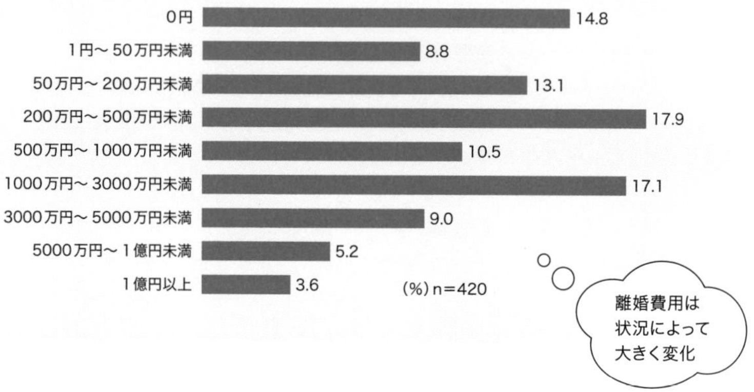

子どもがいる場合は、親権を取らなかった方の親に養育費の支払い義務が生じる。養育費は夫婦の年収と子どもの人数・年齢に応じた算定表を家庭裁判所が作成していて、ネット上でも試算が可能だ図1。

この義務は、子どもが親権者の再婚相手の養子になっても消滅せず、一般的には子が成人になるまで払い続けることになる（状況によっては、「大学を卒業する22歳まで」という条件になることも）。

このほか、離婚の協議中などで別居している場合は、生活費（婚姻費用）の分担請求をされる可能性があり、これも家庭裁判所が相場額を公表している。さらに、離婚調停の弁護士費用の相場は60万円、裁判になると60万～100万円かかる。

今回の調査では離婚経験者は420人。離婚にかかったお金（慰謝料、財産分与による損失、養育費、弁護士費用の総額）について聞いたところ、人によってかなりばらつきが見られた（Q7）。「ゼロ円離婚」が14.8％いた一方、1000万円以上の人も34.9％いるように、状況によって異なり、コントロールできないのが離婚費用なのである。ちなみに、医師の生活を理解してもらいやすいという観点から、医師同士の結婚という選択肢もあるが、「離婚率が高いような気がする」という声も。どちらも不規則な生活になりやすい上、経済的に独立している

図1　月額養育費の目安（0〜14歳の子が1人、ともに給与所得者の場合）

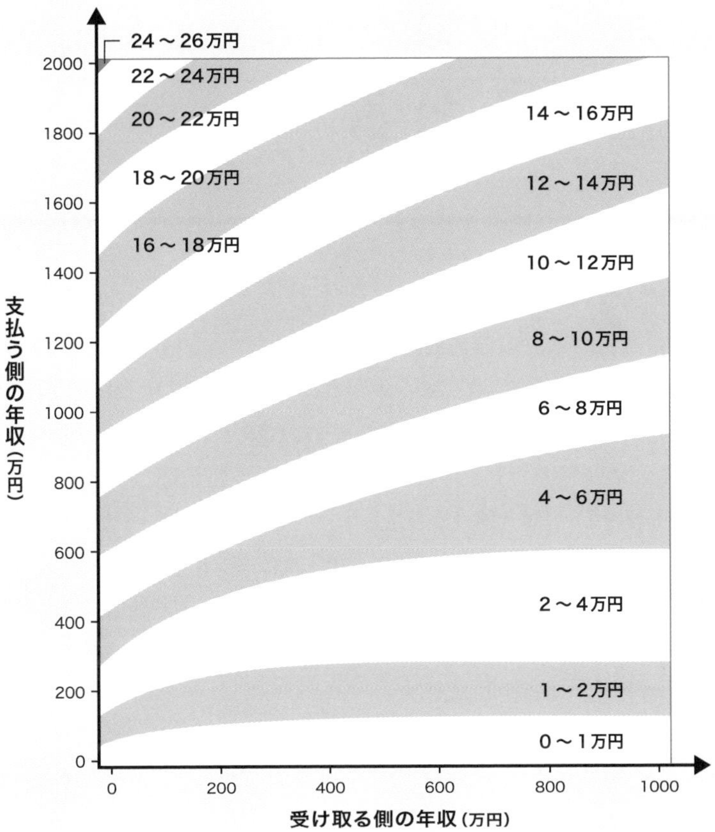

ことが理由として大きいようだ。

また、夫婦双方が医師の場合、子どもができた際に、どちらかが臨床の一線を引く覚悟ができていればよいが、ともすると十分な議論がないまま、女性の側が貧乏くじを引くことになりやすい。あらかじめ現実的な家事配分を決めておいたり、親の支援を確保しておくなど、綿密な計画を立てておきたい。

住宅

購入は開業・子育ても考慮に入れる

今回の調査では、「自分名義のマイホームを持っている」と答えた医師は2892人（回答者全体の66.3%）。取得費用を尋ねたところ、最も多かったのが4000万〜6000万円未満という回答だった（Q8）。1億円以上の高額物件を購入したケースはそれほど多くない。

医師特有のキャリアの観点から見ると、マイホームの「買いどき」はいつなのだろうか。「一般的には、結婚して子どもが生まれ、将来の方向が固まってきた時期が持ち家取得の目安だが、勤務医の場合、転勤・転職や開業の可能性などを慎重に考えないと、後で転居して自宅を売却するはめになりかねない」とイースト会計事務所の森部章氏は語る。

若い頃は、医局人事などで勤務先が変わりやすいことを勘案すると、無理して購入せず、賃貸住宅に住むという選択肢もある。

マイホーム購入を決めた場合、重要なのが、住宅ローンの返済計画だ。まず頭金は、無理のない範囲で多めに用意しておきたい。ローンが少なければ、支払金利の総額も抑えられるからだ。よく言われるのが、「頭金はマイホームの価格の20%、年間の返済額は年収の25%」という目安だ。ただ、常に家計のキャッシュフローには気をつけること。住宅ローンの金利はここ最近、非常に低いため、無理に頭金を増やすのではなく、当面使う分の預貯金はきちんと残すべきだろう。無理がたたって家計が厳しくなり、まとまったお金が必要になった際に金利の高い借金（フリーローン）をしたり、日ごろの買い物でリボ払いをしたりするような事態になれば、確実に後悔することになる。

医師の人生には、「新規開業」や「子どもの医学部受験」といった特有のイベ

Q8 マイホームの取得費用は？

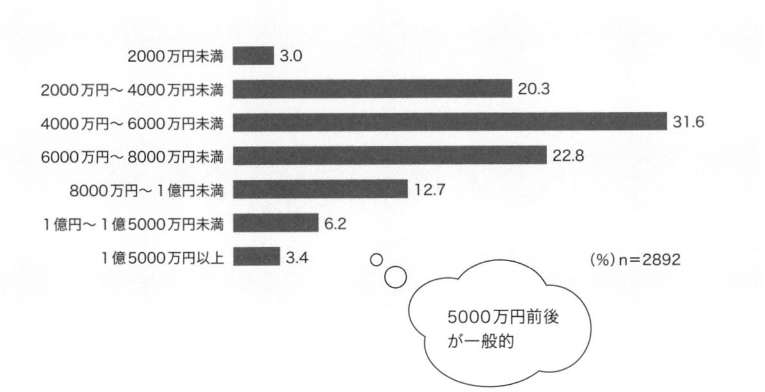

ントがある。マイホームの購入金額、住宅ローンのタイプ、返済期間は、そのときの資金需要を想定した上で検討するのが原則になる。例えば、将来開業を考えているのに、住宅に多くの費用をかけてしまった場合、貯蓄が少なく、開業の自己資金を捻出できないという話も少なくない。

将来の開業地との距離も問題になる。自宅近くに開業適地がなく遠方で開業した場合、通勤の負担が重くなり、住み替えを強いられることもある。

このほか、子どもの教育も重要な要素だ。有名小学校のある学区や中学・高校への通学距離なども関わってくる。私大医学部への進学が視野に入っているなら、高い学費を工面することも見越して慎重にローンを組まねばならない。

自由意見

マンション購入時、頭金を入れすぎて手元の現金がなくなってしまった。しかも大学病院に戻ったばかりの4月だったので、なかなか給料が振り込まれず、ピンチに陥った。（40歳代病院勤務医、一般外科）

専門医を取るまでの間、薄給なのに奨学金の返済、大学院の学費がある中で、結婚して家を建てたので住宅ローンまで抱えてしまった。（40歳代診療所勤務、眼科）

レジデント時代、結婚してやや背伸びして3LDKのマンションに住んでしまったが、金欠で、電球のない部屋があった。（40歳代病院勤務医、一般内科）

お金を
もっと知る

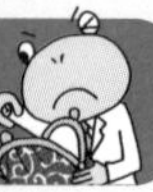

金利の相場に強くなる

長期投資やローンのように、お金を時間軸で捉えた場合、判断の重要な要素になるのが「金利」です。金利とは、借りたお金や預けたお金に対する利子・利息のこと。借金であれば、1年間一定額を借り続け、全く返さなかった場合にプラスされる利子のパーセンテージで表されます（年率）。

世の中の金利は大体、下表のような状況です（2020年3月現在）。借金の金利は、お金を借りる額と期間、目的によって大きく異なっています。基本的には借りる額が大きく、期間が長いほど金利は下がります。また、借りる目的が明確で返済が滞るリスクが低いほど、金利は下がります。

なお、金融投資の利回りは一般的に1〜3%が「安定志向」とされ、3〜10%が1つの目標とされています。期待利回りが高いほど、基本的には投資のリスクも高い

<預け入れの金利>	<借金の金利>
▶ 普通預金　0.001%	▶ 奨学金　0.1〜1%
▶ 定期預金　0.01〜0.2%	▶ 住宅ローン　1〜3%
▶ 日本国債　0.05%	▶ 教育ローン　1.5〜3%
▶ 外貨預金　0.01〜0.4%	▶ マイカーローン　3〜5%
▶ 外貨定期預金　0.3〜2%	▶ フリーローン　5〜7%
	▶ カードローン（消費者金融含む）　7〜18%
	▶ キャッシング（リボ払い含む）　15〜18%

ので注意しましょう。

「複利」という言葉も覚えておきましょう。これは毎年、利回りで得られた分のもうけを上乗せして、翌年の利回りが計算されることです（借金だったら逆に、毎年の利子が上乗せされる）。複利だと金利がわずか数%であっても年数をかければ雪だるま式に増えていきます。

複利の計算をする際によく使われるのが「72の法則」という概算法です。予定利回りが分かっているときに、資産を倍にするために必要な年数を求める方法のことで、72を予定運用利回りのパーセンテージで割ると、資産を倍にするために必要な年数が算出されます。

＜72の法則＞　「72÷金利（%）≒お金が2倍になる期間（年）」

例えばある資産を倍にするには、毎年3%で運用すれば「72÷3＝24」で、約24年かかります。10年で倍にしたいなら、7.2%の運用成績をコンスタントに達成しないといけないということが分かります。

ちなみに借金の多くも複利なので、長期に借りると金利0.1%の違いも無視できません。住宅ローンなどの長期の借金では、「固定金利型」と「変動金利型」の2種類の設定から選べることがあります。現在、人気を集めているのが市中の金利動向に連動する変動金利型の商品です。超低金利が続く中、住宅ローンで1%を切る商品を出している金融機関もあります。

ただし、変動金利型はリスクも大きいのが特徴です。経済情勢の変化で市中金利が上昇すればローンの金利も跳ね上がって未払い金利のウエートが高まり、総返済額が膨らんでしまいます。毎月の返済額が安定していることを重視したり、借り入れの時点で総返済額を把握したいといった希望がある場合は、やや金利は上がりますが、固定金利型を選ぶ方がよいでしょう。

子どもの教育費

勤務医の子どもは私大医学部に入れない?

子どもが成長し、高校や大学に進学する時期は、医師としてはベテランの域に入り給与も上昇する年代。だが、住宅や開業のローン返済が重なったり、子どもが私立校に進学した場合は、やり繰りに苦労する医師が少なくないようだ。

教育費の総額は、子どもの進路によって大きく変わる。中学、高校の6年間が公立か私立かで、高校卒業時に約400万円の開きが生じる **図1**。最も大きいのが小学校で、公立（総額193万円）か私立（総額959万円）かの違いで766万円の違いが生じる。

少子化の影響で近年、高騰を続けているのが、中学受験向けの学習塾の費用だ。私立小学校に通う子どもの場合、学校外活動費の平均は6年で389万円に上り、小学6年生では補助学習費（学習塾など）が年間63.7万円、その他（習い事など）が年間22.4万円かかっている。これはあくまで平均で、某有名学習塾の場合、6年生の授業料は総額150万円弱ということも知っておきたい。

自由意見

未成年の子どもが2人いる今が一番つらい。現在の教育資金と将来の教育資金の積み立て、そこに住宅ローンの返済と自分の将来の老後資金ための資産運用まで行うと、給料は残らない。（40歳代病院勤務医、脳神経内科）

幼児教育、中学受験対策にお金をかけすぎ、現在もなおローンが重くのしかかっている。（50歳代病院勤務医、一般内科）

娘が大学に進学した際、受験料、入学金、授業料、交通費（新幹線通学）がかかり、数百万円の出費があった。（50歳代病院勤務医、麻酔科）

図1 **進路別の平均的な教育費**

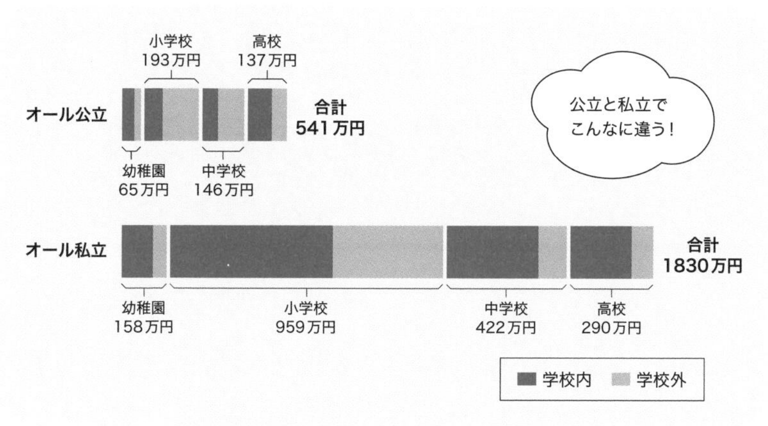

図2 **大学（通学費・教科書代なども込み、医学部は入学金・学費のみの額）**

国公立	平均539万円
私立文系	平均731万円
私立理系	平均827万円
国立医学部	約350万～450万円
私立医学部	約2000万～5000万円

図1、2の出典：文部科学省「子どもの学習費調査」、
日本政策金融公庫「教育費負担の実態調査結果」（ともに2018年度）

教育資金のプランで重要なのが、子どもを私大医学部に進学させるかどうかの判断だ**図2**。10ページのシミュレーションで、仮に「勤務医さん」が長男を私大医学部に入学させ、4000万円の学費を負担したとすると、65歳時の預貯金が退職金を含めて4000万円程度にまで減ってしまう。少なくとも今回のシミュレーションの設定では、老後の生活費などを考えると現実的な選択とはいえないだろう。子どもの進路希望に柔軟に対応するためにも、教育費の準備はコツコツと進めたい。

開業

無担保の全額借り入れは困難、ある程度の蓄えを

「勤務医として働き続けるか、開業して一国一城の主になるか」。少なくない医師が迫られるこの二者択一は、マネープランを大きく左右する。

以前より経営環境が厳しくなったとはいえ、開業をキャリアの目標にしている医師は多い。今回の調査結果では、開業しているのは704人で、うち一般内科が33.0％を占めた。

親などから診療所を承継して開業する場合、一般的に初期コストは低く抑えられる。調査でも建物設備や機器類の費用、広告費、当初3カ月分の運転資金などの総額を「500万円未満」と回答した人が約半数を占めた（Q9）。ただ、承継した際に診療科を大幅に変える場合は医療機器の新規導入コストなどがかかるため、数千万円規模になることもある。

一方、新規開業の場合は、500万円未満（9.2％）から2億円以上（8.6％）まで、かなりばらつきが見られた。1億円以上という回答の多くは、土地・建物を所有する戸建て開業のパターンだろう。一方、テナント開業の場合、必要コストは戸建て開業より抑えられるが、それでも5000万円前後が1つの目安となる。第三者から承継する形を取れば、初期コストは抑えられる傾向にあるので検討の余地があるだろう。

開業においてまず重要なのが、自己資金。「今は、開業費用を無担保で全額借り入れるのが難しくなっている。銀行の理解を得るには、3～4カ月の運転資金を確保しつつ、初年度から3年目ぐらいまでの事業計画も提出しないといけない」（イースト会計事務所の森部氏）。

開業時期の見極めも大切だ。退職後の準備期間は無給となる上、開業後も

Q9 開業費用（建物設備や機器類の費用、広告費、当初３カ月分の運転資金などの総額）はどれぐらいかかった？

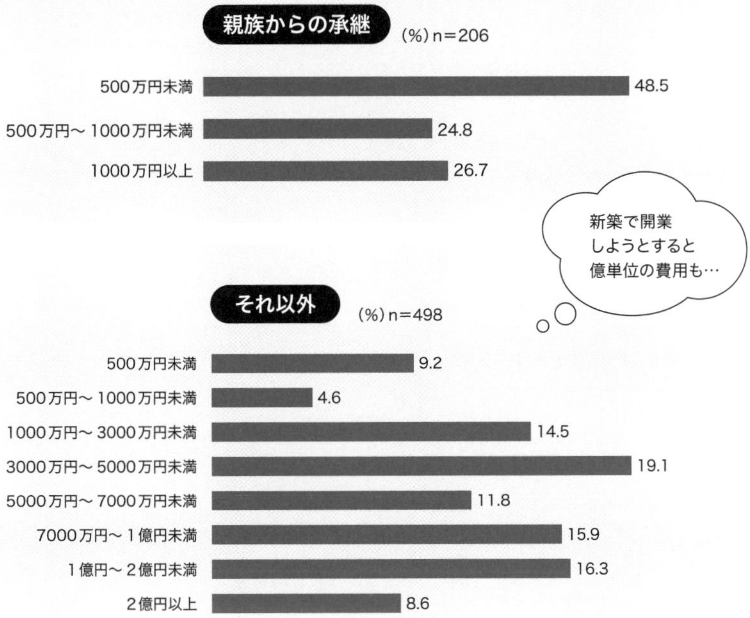

診療報酬を得るまでに２カ月を要し、黒字化までに時間がかかれば運転資金もかさむ。子どもの進学など他の支出イベントにも目を配りながら、開業のタイミングを考えたい。

【本章で用いたアンケートの概要】
日経メディカル Online医師会員を対象にウェブアンケートを実施。期間は2019年12月23日～2020年1月5日で、回答者数は4359人。内訳は、病院勤務医71.7%、開業医12.7%、診療所勤務医12.5%など。集計対象者の内訳は、20歳代3.6%、30歳代17.1%、40歳代23.6%、50歳代33.1%、60歳代19.1%、70歳代3.0%、80歳以上0.5%など。

私の医師人生

「こんな場面で金欠になった」

その他の意見

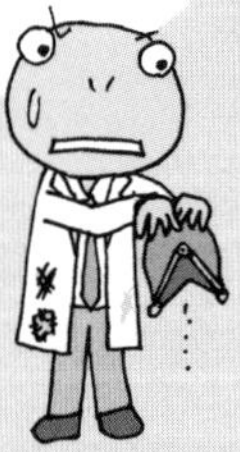

悪い男にだまされて、借金を肩代わりしたときが一番ピンチだった。その男との間に子どもができたが、そいつが詐欺師らしいということにうすうす気付き、ギリギリのタイミングで堕ろした。術後、その足で男と消費者金融の無人受付機がたくさんあるところへ一緒に行き、自分名義で借金したことを覚えている。
（40歳代病院勤務医、精神科）

医局のパワハラでうつ病を発症し、仕事ができなくなり金欠になった。
（30歳代病院勤務医、脳神経内科）

今の病院に勤務したてのときは非常勤扱いで、前の勤務先と比べて年収が3分の2に下がった。それ以上に、私が指導医として面倒見ていた後輩が常勤だったため、給料を多くもらっている事実に気付いたときが一番つらかった。
（30歳代病院勤務医、総合診療科）

配偶者が単身赴任して子どもが保育園に行き、私は大学院に通い、マイホームローンを抱えていたとき。貯金をどんどん取り崩していた。
（50歳代診療所勤務医、総合診療科）

卒後入った医局をわずか1カ月余りで辞めた後、約1カ月間プー太郎だった時期がある。国試に落ちた友人の誘いでゴキブリ駆除のバイトを1日だけした。派遣先がかつて学生実習で訪れた病院だった。そこで看護師や事務員に鼻であしらわれ、「やはり医師免許を使った仕事をしなくては」と、再び同じ大学の別の医局に入局した。
（60歳代病院勤務医、皮膚科）

商品先物取引に手を出し、大損した。　（40歳代病院勤務医、小児科）

今が一番金欠。数年前はちょっとお金に余裕があったので、次々に絵画を購入したら、いつの間に……。
（40歳代病院勤務医、乳腺外科）

つい最近のことだが、投資にはまって貯金が底をついた。
（40歳代病院勤務医、消化器内科）

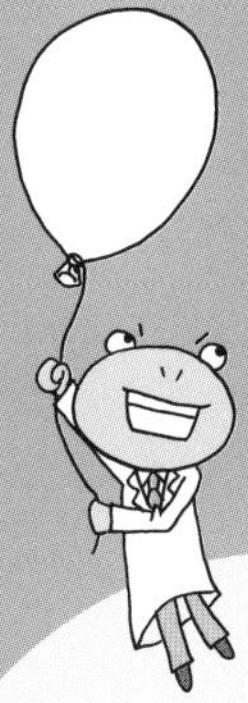

第2章

Dr.Kの「若手医師に伝えたいマネーリテラシー」

勤務医・個人投資家　Dr.K 著

1. 元手づくり

お金に興味を持て。若いみんなは「時間」が武器になる

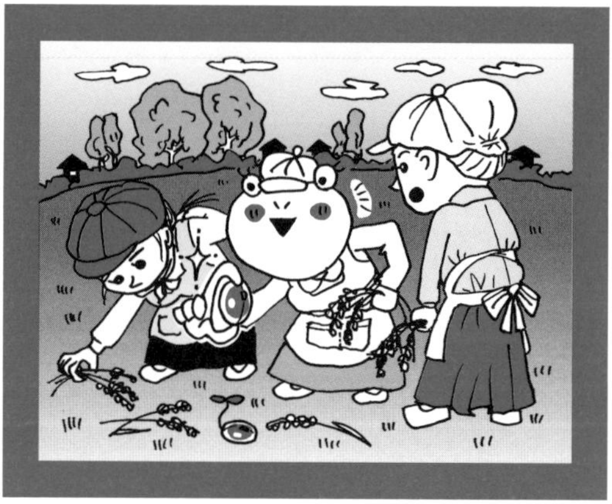

まずはコツコツためて、投資のスタートラインに立とう。

皆さんこんにちは。Dr.Kです。現在は、関西の病院で働いている38歳の勤務医です。リーマン・ショック後に株式投資に目覚め、資産運用を開始し、幾度となく挫折を味わいながら勉強を続け、現在は投資資金を5億円にまで増やしました。

この章で、医師免許を取りたての皆さんや若手医師の皆さんに最も伝えたい

のは、次の内容です。

お金に興味を持ってください

医師はどうやら、資産運用をはじめとするお金のことに多少の関心がありながらも、仕事の多忙さゆえに、まともな情報収集ができず、マネーリテラシーを磨くことができないんです。しかも、それなりの高収入なので、リッチな生活スタイルへの移行ばかりが先んじ、運用に回す資産をつくれないまま人生の晩期を迎えます。絶対的収入が多く、貯蓄だけでも何とかなるので、まともな運用をしなくてもいいわけです。

日経メディカル Onlineではこうした医師の習性に一石を投じるべく、投資やマネーリテラシーに関するコラムを書いています。

どんな投資にも、共通して言えることがあります。それは「お金」と「時間」が武器になるということです。「お金」というのは元手のこと。当然、元手が多ければ多いほど投資に有利なのですが、若い皆さんにはまだその武器がありません。でも代わりに、「時間」という武器があります。これは私のようなアラフォーの医師には、取り戻せないものなのです。

投資を始める時期が早ければ早いほど、相加相乗的に資産を増やせる可能性があります。これは複利の効果によるものです。そして投資の勉強を続ければ、40歳、50歳と年齢を重ねたときに複利に基づいたロジカルな資産運用が可能になるでしょう。投資の習慣が身に付き、お金についてロジカルに考えられるようになると、老後をどう迎えればよいか、子どもにどう資産を残せばよいかが分かるようになります。

一方、若い皆さんには「お金」、つまりタネ銭がない。これが不利な点です。奨学金の返済を抱えている人などは、前向きに投資を行うことが正しいかどうか、迷うかもしれません。

私は研修医のときに投資を始めました。そのとき奨学金の負債を600万円かかえた状態でした。ただ、医学生時代のバイトと研修医時代の貯金が合わせて600万円ありました。プラマイゼロのスタートです。この600万円を使って奨学金の負債を返してしまうのがいいと考える人もいるかもしれませんが、私はこの600万円を株式に投じました。当時、リーマン・ショックで焼け野原だったマーケットに、誰もが恐怖していました。

そんなとき、私に株式投資を教えてくれた指導医は、「今の時期だけは、奨学金返済よりも優先して日本株式にお金を投じるべきだ、1万円の入った財布が5000円で売られているんだぞ、今買わないと一生後悔する」と言ってくれたのです。

リーマン・ショック直後の日経平均株価は7000～8000円くらいでした。2020年3月はじめの日経平均株価がおよそ2万円ですから、1年あたり約10％の成長があったことになります。この“先見の明”がある程度あった人たちは、こぞって日本株式を買いあさりました（家財をすべて現金化してすべて日本株式に投資した知り合いもいます）。

利回り10％、つまり100万円が1年で110万円になる打ち出の小づちが目の前にあって、買わない理由などなかったからです。

図1 独立行政法人日本学生支援機構の貸与利率（基本月額、当月に貸与終了した人の利率）

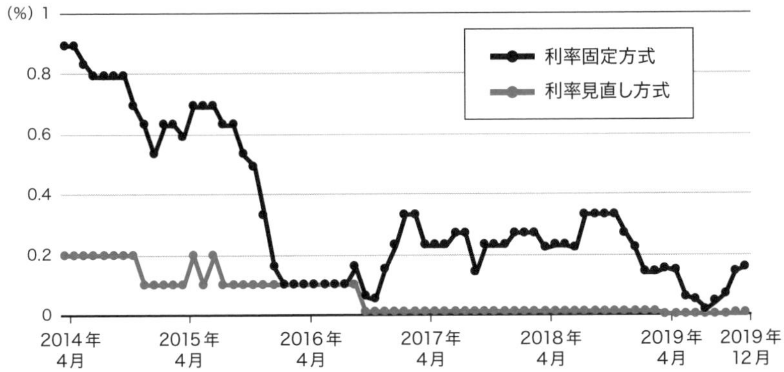

一方の奨学金はどうでしょうか。例えば日本学生支援機構の貸与型で利率固定方式※を選んだ場合、現在0.1％程度の金利です 図1。年あたり0.1％ずつ借金が増えていくことを意味します。実はこの奨学金の利率は、世の中の低金利を反映してこの数年、歴史的に低い水準になっています。利率固定方式ならば将来にわたって低金利が保障されているので、奨学金の返済は後回し（当初の計画通り）でもよいかもしれません。

※ 返済終了まで一定の利率が適用される固定金利方式。この固定金利方式以外に、返済中約5年ごとに金利が見直される利率見直し方式がある。

ちなみに株式投資の期待リターンは、年5〜8％くらいです（勉強すれば簡単に10％以上になります）。であれば、奨学金の繰り上げ返済より、タネ銭を作って投資に回したほうがよいかもしれませんよね。

ただ、奨学金は借金です。借金をしているというのは精神的不安につながります。また、奨学金の有無はいずれ住宅ローンの審査に影響します。身をきれいにするという意味でも、奨学金の繰り上げ返済を優先するというのは決して間違いではありません。

そもそも医者は金遣いが荒過ぎる！

さて、時間という武器を持っている若い皆さんは、まずタネ銭作りを頑張っていただきたいと思います。このタネ銭、いくらためればいいのでしょうか。

詳しい理論は割愛しますが、50万円や100万円程度では株式投資を始めてもあまり恩恵を受けられません。最低でも300万円、可能なら500万円を準備してください。取りあえずこの程度はためないとスタートラインに立てません。じゃあ、何が必要かというと節約なんです。

タネ銭作りのため、若いうちにまず節約を

研修医時代にこれだけの額を準備できない人も多いと思います。私の知り合いの医師にも、卒後5年目になってもまだ貯金が500万円もない人だっています。私はその理由に、医師や医学生の多くにみられる「金銭感覚のズレ」があると思っています。浪費が多い。医師以外の人と比べて雑支出がベラボウに多いのです。

恐らく、医師の多くは親がリッチだということもあるのでしょう。リッチな生活が身に染みついているのです。

冷静になって考えてみてください。ここで私が改めて申し上げるまでもありませんが、医師の平均年収はせいぜい1200万円※ほどです。額面で見れば、平均

※ 厚生労働省の2018年賃金構造基本統計調査によれば、医師の平均年収は1161万円とされています。民間企業の調査ではもう少し高めに出ますが、医師の自己申告で副業も含まれるので高くなるようです。

的なサラリーマンよりたくさんもらっているとはいえ、その分、多くの税金を取られるので、手元に残る現金は多くはありません。

まずは、これまでに私が見聞きした医師の支出のうち、「それ、おかしくない?」と思うものを、思いつくままに挙げてみましょう。

① 何でみんな外車?

私の周囲だけかもしれませんが、医師は外車を所有していることがやけに多いんです。ベンツ、BMW、アウディ……。世界に誇るトヨタやホンダに乗っている人って、本当に少数です。私は、ホンダの格安ファミリーカーですけどね。

いや、別に外車が悪いわけじゃないんです。きっと性能もいいんでしょう。でもね、子どもが生まれたばかりの若手医師が、チャイルドシートを装着しにくそうなスポーツカーを買っているのを見ると、「あんた何やってんの?」と思わざるを得ません。

そうした医師に外車を持つ理由を聞くと、「何となく」が一番多いようです。「カッコいいから」という理由で買うのはいいと思うのですが、中には「同僚の医師がみんな外車だから」「ステータスになるから」なんて人もいます。見栄やステータスのための外車って、なんだかねえ。

あと、「車を買うと節税になるのでは?」と思っている人がいるかもしれませんが、前提として、ただの勤務医が車を買っても節税にはなりませんからね。あれは、医療法人の理事長や個人事業主になっている開業医(しかもかなりもうかっている開業医限定)の特権です。

逆に、車って年数万円の自動車税がかかりますよ。しかも外車みたいに排気量が多い車は、税額もバカ高いのです。他にも自動車重量税とか車庫代、車検も含めたメンテナンス費などもあります。いや別に、皆さんの「外車の夢」を潰そうと思っているわけではないんです。重ねて言いますが、カッコいいから外車を買うのはいいんです！　何となく周りに流されたり、見栄を張って外車を買い、後悔するのはやめていただきたい。

ちなみに、一般論として新車は、資産としての価値が低いというのは頭に入れておいてください。新車購入直後と、乗って数年後（最初の車検が来る３年後あたり）のタイミングで、買った価格から大きく値崩れすることが多いからです。新車に比べると、ヴィンテージのついた中古車は手放すときに高く買い取ってもらえる可能性があるので、売却までを考えればお得かもしれません。

② 食費に無頓着

医師やその家族は、食に対する出費が多い傾向にあるようです。一般に富裕層の消費者は、スーパーの激安セールなどには目もくれず、ある程度品質が担保されている高価な商品を買う傾向があります。また、コンビニで気に入ったお菓子やスイーツがあれば、ついつい買ってしまいます。自分の給料から見たら、誤差程度の支出に見えるからです。

でも、これらの積み重ねによって、食費の絶対値は必然的に高くなるんです。何しろ食事は1日3回もありますから。チリも積もれば何とやらです。ホントに。

日経メディカル Onlineで連載している私のコラムでも何回か取り上げていますが、もしコンビニで買うとしても例えばキャッシュレス決済でポイントを稼いだり、オンラインクーポンを使ってみたりするなど、実質的に安く買う方法はいくらでもあります。

あと、おいしいものを食べたいのなら、ぜひ「ふるさと納税」制度（84ページ）を活用しましょう。

3 医学書を買い過ぎ

医学書はできれば衝動買いしないようにしましょう。有名な先生が書いた本だから、と立ち読みもせずにAmazonで買って、本棚の肥やしになる――。これ、医師のあるあるですので、皆さんは要注意です。

ちなみに勤務医の場合、医学書購入費や学会参加費は「特定支出控除」の対象になります。特定支出控除というのは、いわゆる「サラリーマンでも経費が認められ、税金が安くなる制度」です。平均的な勤務医の所得だと、年間百数十万円のラインを超える医学書購入費や学会費があれば、超えた分だけ所得税の控除額が増えるという仕組みになっています。つまり課税の対象になる収入が減り、税金が少し戻るわけです。医学書に使ったお金がそのまま戻るような夢の制度ではありませんので、あしからず。

実を言えば、私はこの制度を使っている医師にまだ出会ったことがありません。申告の際、医学書や学会が「職務遂行に直接必要な技術または知識を習得するためのものだ」という証明書を勤務先からもらわないといけないところにハードルがあるのでしょう。また、控除の対象になるのが年間百数十万円超の部分ですからね。そこまで医学書の購入や学会参加にお金をかけている人はいないでしょう。もう少しこのラインが低ければ、多少は使えそうですけれども。

と、ここまで医師の金遣いが荒いことを一方的に糾弾してきましたが、そんな症状はどうすれば治るのでしょうか。当たり前のことばかりかもしれませんが、私なりのソリューションをご提案します。

■ 家計簿をつけよう

私は結婚してから、毎月、家計簿を自分でつけています。妻の支出についても、クレジットカードの利用明細書や彼女自身の申告によって、細かく把握しています。そんなことをしたら、奥さんに好きにお金を使えないフラストレーションがたまってしまうのではないかと心配ですか？ うちの場合、彼女も遠慮なくバッグやシューズを要望してきます。そういう遠慮のない夫婦関係を作っておけば、問題ありません。これから結婚される方は、ぜひ。

奥さんも同業者だったりして、医師のライフプランやキャリアプランを十分に理解してくれている場合はいいのですが、なかなかそうもいかないでしょう。医師であるあなたが大黒柱なのであれば、あなた自身が財務の管理をすることが望ましいと思います。

自分で家計簿をつけると、どういった支出が多いのかが分かるようになります。知り合いの医師から家計について相談を受け、支出状況について根掘り葉掘り聞き出すと、やはり食費や雑支出が膨れていることが多いです。そうした傾向を普段から意識しておかないと、無駄遣いしているつもりはないのに、いつまでたっても貯蓄ができない状況に陥ってしまいます。

■ 消費にメリハリをつけよう

家計の流れを意識できるようになると、自分（自分の世帯）は月に何万円くらい貯蓄できるかが、だいたい分かるようになってきます。期待貯蓄額が分かると、どのくらい支出してもよいかが把握できるようになります。

キャッシュフローを把握すること。これが最も大事です。まずは収入面から

把握すべきであって、その後に出ていくお金の量を調節するのが、最良の家計コントロールテクニックだと思います。収入も支出もどんぶり勘定だと、子どもの教育費や親の介護に直面したときに慌てる可能性があります。常に数年後のライフプランを頭に思い描きながら、キャッシュフローを自分のコントロールできるものにしてください。

私は、家族に還元する旅行、衣服、美容、教育に関しては惜しみなくお金を使っています。私の妻はいつまでもキレイでありたいと思っているようで（妻にこんなコラムの存在を知られたら殺される）、できるだけその気持ちを尊重しています。とはいえ、ブランドものや高級エステには興味がないようで、私としては非常に助かっています。

また、子どもに対する教育は将来への投資です。ノーエデュケーションで将来幸せになる確率は高くありません。少なくとも周囲の大多数とある程度は差別化できるくらいの教育の機会を与えることが、将来の選択肢の幅を広げることにつながると私は信じています。

私は家族を持ってから、家族全体の満足度が上がる消費をするというのが1つの目標になりました。若くてまだ単身の方は、家族を持って消費が増えることを見据えて、投資のための「タネ銭」を増やすのが大事です。いいですか、まず300万円、できれば500万円です。もちろん、趣味や留学など自らのスキルアップのためにメリハリよくお金を使うのも同じくらい重要ですので、「使える額」をしっかりと把握してください。

自らのキャッシュフローを把握する

2. 医局

あなたは
医局に入るべきか

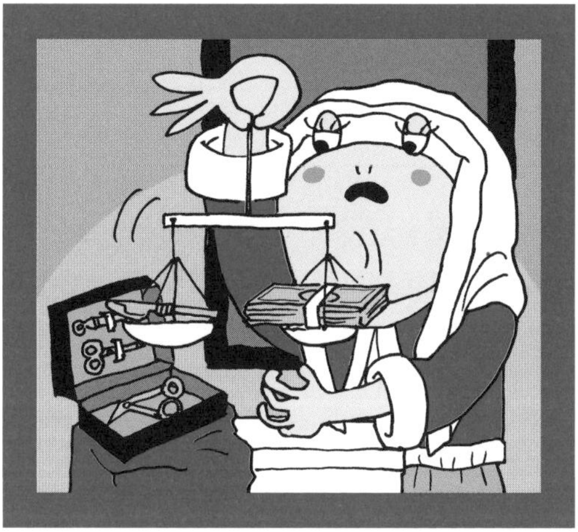

医局に入る「メリット」と、「生涯賃金毀損リスク」を天秤にかけよう。

私の仲のいい友人の多くは、今も大学病院の医局に所属しています。彼らに話を聞くと、「とにかく給料が安い」とよく愚痴をこぼしています。大学病院の給料だけでは足りないので、週末はアルバイトに明け暮れているとのこと。そのせいで、子どもと満足な時間が作れずに離婚してしまった人もいました。

２年間のローテートを終えて、初期研修医を卒業するとき、医師の前には1つの分かれ道が待ち受けています。医局に入るか、入らないかです。医師にとって

の最初の、そして大きなターニングポイントと言えるかもしれません。

私が初期研修を終えたとき、指導医たちはこぞって「医局に入りなさい」と言いました。「なぜですか?」と質問すると、「この世界では医局に入らないとやっていけないからだ」と、何とも歯切れの悪い答えが返ってきたものです。

今の私が、若手医師に率直な意見を申し上げるとすれば、医局に入る・入らないは、自分がそこで得られるものがあるかどうか、つまり「自分にメリットがあるかどうか」を主眼に考えればよい、とアドバイスします。加えて、バリュー投資家医を自負する私としては、あえて斜め上からの目線で、医局というものを「生涯賃金」という視点で試算した結果をご覧いただきたいと思います。

入局することの価値を考える

まず、医局に属さず、市中病院のみで勤務医を続けていくことを考えてみましょう。生涯の平均手取り年収を1000万円とすると、定年まで34年間働けば、3億4000万円ほどの生涯賃金を得ることになります。

一方、大学の医局員として入局すると、大学院に属している4年間は無給(給与支払いと大学院学費の相殺でゼロと仮定)として、それ以外の生涯の手取り年収を600万～800万円と計算すると、600万～800万円×(34−4)年で、1億8000万円～2億4000万円くらいの生涯収入になります。大学によっては手取りの給料がもっと安いところもあるでしょうし、また医局の意向で一時期留学したりすると、さらにこの生涯賃金は減ることになります。

ちなみに、これらの概算にアルバイト先での収入は含めていません。アルバイトは主たる勤務先から得られる給与ではありませんから、あくまで「上乗せ分」の労働対価として考えるべきです。そもそも、市中病院でも大学病院でも業務規程でアルバイトが可能なケースの方が多いので、医局に入るか入らないかで、

そこに差は生じないと思います。

※ 少し話はズレますが、県立や市立などの公的病院に勤務して公務員扱いになると、地方公務員法などによって「副業禁止」になることがあります（法人の種類によって職員が公務員と見なされるかどうかが違うので、「公的病院＝公務員」というわけでもありません）。こうした病院に転職する際は、アルバイト禁止による生涯賃金毀損リスクも考えるとよいでしょう。

さて、この乱暴な試算では、医局と非医局で1億円以上の差がつきました。どうでしょう。異論も聞こえてきそうです。確かに、ここまでの差を実感することはそうないはずです。医局によっては、大学病院ではなく関連する市中病院へ派遣してくれることも多いですし、また家族構成・人生イベントなどで自分の希望する病院に勤務できることもあるでしょう。

しかし、もう1つ考えないといけない要素が「退職金」です。病院を転々とさせられる医局員は、退職金が雀の涙ほどしかないという現実があります。大学で「○○センター長」などといった新設ポストに就任する場合も、手続き上は退職扱いとなるところが多く、そうなると退職金は期待できません。半面、何十年とどっしり構えて市中病院に勤務した医師は、それなりの退職金が支給されます。医師という人生の最後に、大きな差がつく可能性を秘めているのです。

個人差は大きいと思いますが、少なくとも医局に属することで、1億円以上の生涯賃金毀損リスクを抱える可能性があることは認識すべきでしょう。いいですか、あくまで「リスク」です。絶対そうなるわけではありませんが、そのくらいのマイナスがあり得るということです。

大学病院の給料はなぜ安いのか

さて、生涯賃金の額はともかく、とにかく大学病院で働くと給料が安くなる可能性が高いというのは、誰しもが同意するところでしょう。この「生涯賃金毀損リスク」と「医局のメリット」を冷静に天秤にかけることが皆さんに求められてい

るわけです。

私の場合には、医局のメリットと言われている「医学博士号取得」「人脈」「安定」というものに、それなりに大きなコストをかける価値はないと判断し、医局に入りませんでした。もちろん当時、魅力的に感じた医局がなかったというのも、医局に入らなかった大きな理由の1つではあります。

でも、端から見ていると、最近はだいぶ魅力的な教授がいる医局が増えましたね。もし、過去に戻ってもう一度やり直すことができるなら、もしかしたら私も違った選択をするかもしれません。

人生のターニングポイントでは常にお金のことを考える

では、なぜ大学病院の医師の給料は安いのでしょうか。ある大学病院の学長に、「なんで大学病院の勤務医の給料を上げられないのですか」と率直に聞いてみたことがあります(とても気さくな学長だったので、酒の席で聞けました)。

まず、大学病院の機能というのは「臨床」「教育」「研究」の3つで構成されています。そのため、通常の病院と比べて医師の数がとても多いのだそうです。しかし、「教育」と「研究」の2つに関しては、どれだけ頑張っても病院の収益につながりません(収益につながる特許を取る研究は例外です)。どれだけ学生を育てても、どれだけ論文を書いても、形のないプライスレスな利益しか得られません。そのため、大学病院は医師の頭数が多い状態なのです。そのため、「臨床」から還元された収益を医師で均等に割ると、1人当たりの給料はガクンと少なくなるのです。

そのため、どれだけ大学病院内で働いても、休日はアルバイトにせっせと励まなければ、世の平均的な医師の給料には届かない仕組みなのです。

大学病院で働く場合、常勤医師ではなく「非常勤」や「大学職員」という身分になることがあります。非常勤は上に述べたように、時給そのものが安いので、雀の涙ほどしか給料が出ません。大学職員の肩書が付くと、医師免許のパワーは給料にあまり反映されず、他の大学職員と収入がほとんど変わらないという状況になることだってあります。

その先に待つ人生についても考えてみよう

さて、もう一度、医局に入ることに否定的な立場から論陣を張ってみましょう。

医局に入ってこそ実現できる、医学博士号の取得や海外留学は、全くもって「プライスレス」です。医局に入ることで得られる人脈や研究スタンスも、お金には換えがたいものでしょう。それは分かります。ただ、果たして全ての医局員がそう感じているのでしょうか。

視点を変えます。世の中、医局に入るためのビジネスは存在しませんが、医局を辞めるための（医局を辞めたあとの働き口を探す）ビジネスはあまた存在します。なぜでしょうか？ 答えは簡単です。中堅医師になって、医局にいることにメリットを感じられなくなる人が大勢いるからです。もっと言えば、若い頃には考えもしなかったマネーのことを、中堅医師になってようやく考えるようになるからです。周囲の勤務医と同じくらいの収入を得たいと渇望するようになるのです。

さらに言うと、辞めたい人が多い医局というシステムは、客観的にみて良いシステムではありません。人望の厚い教授がいたり、自らのスキルアップをサポートしてくれる医局ならともかく、地方病院を統括する教授がただ君臨して権威

を振りかざしたいだけの「支配的な医局」には行ってはいけません。

あとで「医局を辞めたい」とギャーギャー騒ぐくらいなら、最初から医局に入らなければよいのです。一番タチが悪いのは、医局に入ってから「給料が安い」「バイトをしないとやっていけない」と文句をタラタラ言う医師です。そんなこと、最初から分かっていたでしょうに。

もう1つ、先輩医師から若手に一言。自分の夢を追い求めて医師道に邁進するのは若い頃だけにしましょう。きっと、あなたには家族ができるでしょう。果たしてその家族は、あなたのアメリカ留学に心から賛成してくれるでしょうか。バイト三昧の大学医局員でろくに子育てにも参加できないあなたを、家族は今後も応援してくれるでしょうか。

人生のターニングポイントでは、ぜひ将来の経済設計をもう一度考え直してください。もちろん、お金が全てではありませんが、初期研修医の「オレ医局に入ろっかなー」という決断は、その先に待つ人生をもう一度考えてからにすべきです。医局に入るか入らないかは、そんな軽い選択ではないのですよ。

私は、医師としてのやりがいや教育・研究も重要だとは思っていますが、それ以上に、家族に豊かな生活を送ってもらうことを優先したいと思っています。それゆえ、収入面の問題から、医局に入るという選択肢はありませんでした。そして、トータルで見れば、今も、そのことを後悔したりはしていません。

将来のライフプラン・マネープランを考えて
入局を決めよう

3. 投資①

貯金？ 最悪！
元本保証の呪縛から
解き放たれよ

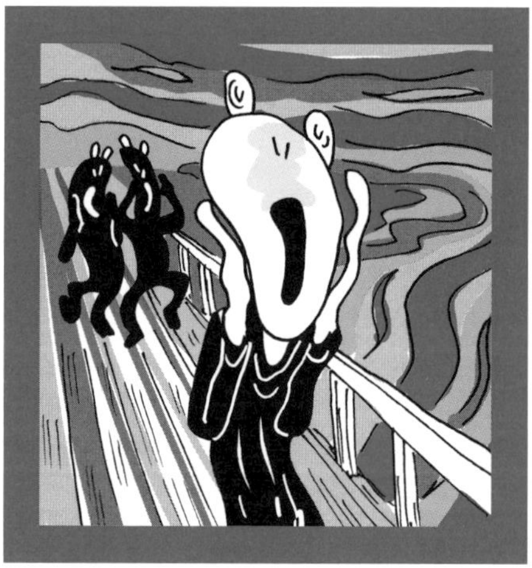

人は「理解できないもの」に恐怖を覚える。

日本人は日ごろ、お金のことをあまり口にしません。ましてや高給取りの医師は、自分の給料なんて絶対に話しません（私は聞かれたら隠さず答えますが）。日本に「沈黙と謙遜こそが美徳」だという文化があるせいでしょうか、露骨にお金のことを話すと「汚い人間だ」と陰口をたたかれかねません。だから、政府が推し進める「貯蓄から投資へ」という国民に向けたメッセージも、なかなか浸透していかないのではないでしょうか。

では、日本人は、そもそもお金のことがキライなのでしょうか。

ここで、あるデータをご紹介しましょう。日本の個人金融資産は総額1830兆円（2018年度末）ほどありますが、このうち半分以上の984兆円が現預金（銀行預金やタンス貯金など）なのだそうです。会社の内部留保（ためこんだお金）を合わせると、その合計額は1450兆円近くに上ります。これは欧米の2〜3倍の水準です。日本人は、お金をためこみ過ぎです。“守銭奴”国民と言ってもいいかもしれません。大事に大事にお金をため込んで、一切外に出さず、お金と一緒に寝食をともにする生活。これこそがザ・日本人なのです。

これほど現預金をため込んでいる国民が、お金をキライであるはずがありません。お金のことを努めて口にしないのは、逆にお金が大好きだからではないでしょうか。

ぜひ一度、ご自身がお金のことをどう思っているのか、向き合ってみましょう。

お金のことをどう思っているのか、自分と向き合う

え？　私自身がお金のことをどう思っているのか、ですか？

私は、お金をツール（道具）だと割り切っています。何かを成し得るためのツールです。例えば、本が欲しい、肉が食べたい、旅行に行きたい、そういった目的を達成するためのツールです。

個人投資家の中には、お金のことが好きで好きで仕方がない人がいますが、そういう人はお金を増やすこと自体が目的になってしまい、その後のお金の使

い道は見栄だったり豪遊だったりと、ロクなゴールがありません。

私はリーマン・ショックの後から投資を始めたので、極端に失敗した個人投資家をそれほど多く目にしてきたわけではありませんが、大きな損失を被った人に限って、金欲が強かったように思います。おそらくそのせいで、リスクを取り過ぎたのでしょう。統計を取ったわけではありませんが、お金を冷静に見ている人ほど淡々と資産を増やしているように感じます。

あなたにとって、お金は目的ですか？　手段ですか？

リスクを取りたくない、けれども安定したい

バブル崩壊とリーマンショックを経て、日本人の中に「投資は怖いもの」という固定観念が刷り込まれてしまいました。バブル世代以降、正しい投資を行うための金融リテラシーを学ぶ機会がなくなり、大半の人が、老後の資産形成について何をすればいいか全く分からない状況になっています。

そんな現代の日本人における、お金に対する考え方のマジョリティーは「楽に安定したい」という表現に集約できます。リスクを取りたくない、けれども安定したい。だから、資産運用の話になると、「少なくとも現状より後退したくない」という気持ちが強くなり、いざ投資をしようという場面でも「元本保証」を求めてしまいます。高給取りである医師でさえも、元本保証を追い求め、銀行預金を信奉しているのです。

私は、元本保証という幻想を追い求めるのは「時間がもったいない」と思っています。元本保証とうたわれる金融商品はリターンがほぼゼロです。銀行預金ですら、手数料を差し引くとマイナスになるケースもあります。ATM手数料を何回か取られただけで、銀行預金の投資はマイナスリターンです。しかも日本は、これからインフレに向かう政策を掲げているわけですから、銀行預金だけでは

その価値は実質目減りしていきます。資産を増やしたいのであれば、リスクを取るしかありません。

皆さん。これは幻想でも誇張でもなくて、紛れもない現実です。ぜひ目を背けず、現実に向き合ってください。資産を増やしたいなら、リスクを取るしかないんです。

でも、リスクといっても、まっとうな投資をすれば、公営ギャンブルやパチンコ、カジノのように高いリスクを背負うことはありません。一定レベルのリスクでキープできます。

「街中を歩くと隕石に当たるリスクがあるから私は歩かない」という人はいませんよね。そのリスクは限りなく低いものだからです。大動脈弁置換術の助手を1回しか経験していない外科医が、同じ手術を2回目で最初から最後まで執刀しろと言われてもできません。だいたいの手順は分かっていても、手術が失敗するリスクが高いからです。

このような一般的な、もしくは自分で判断できる身近な事柄であれば、私たちはリスクを冷静に分析して考えることができます。そして、そのリスクがどのくらい自分や他者に影響を与えるかを推測し、リスクを評価できます。

ですが皆さん、投資についてはリスクの正体が見えていない。だから怪しいもののように映るのです。よく分からないから、とりあえず「リスクゼロ」の元本保証を選んでしまうのです。

元本保証、リスクゼロという呪縛から解き放たれること、これが投資家としての第一歩であると思います。相手のリスクを知れば、それはもはや恐れるべきリスクではないのです。

元本保証の呪縛から解き放たれよ

4. 投資②

研修医の頃、株式投資で大ヤケドをした話

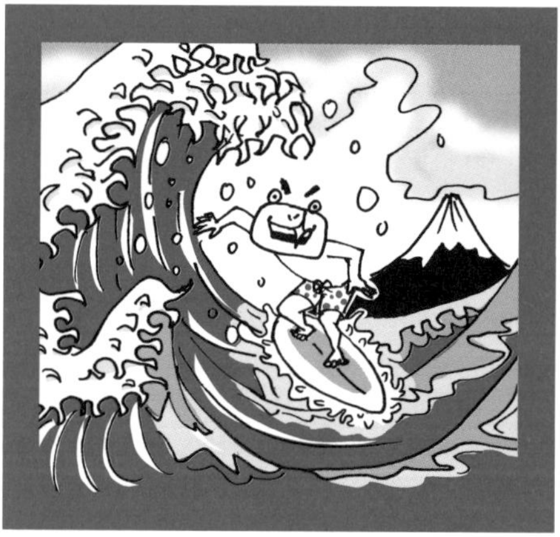

アマチュアは乱高下する銘柄に挑戦すべきではない。

私は2008年の秋、リーマン・ショックのさなかに投資を始めました。実際には少し前からファイナンシャル・プランニングの勉強を始めていたのですが、机上の勉強だけではだんだん物足りなくなってきたのです。

その頃、私は後期研修医でした。手元には600万円弱の借金（奨学金）と、同じぐらいの額の貯蓄しかありませんでした。純資産ベースで、プラマイゼロか

らのスタートです。

にもかかわらず、私は服飾費や食費には無頓着で、1万円のダサイジャケットや2万円のなんちゃってグルメに散財し、ほとんど貯蓄が増えませんでした。揚げ句の果てには、仕事終わりにゲームセンターでオンライン麻雀に熱を上げるというとんでもない状態でした。パチンコやスロットと違ってゲームセンターは基本的にリターンがありませんから、お金は減っていく一方です（まぁ、ゲームセンターよりパチンコの方が、多少のリターンがあっても、お金が減っていくスピード自体は早いと思いますが)。日経平均株価は7000〜1万円あたりをうろうろしていた時期です。「あのとき、なぜもっと節約して投資に回せるお金を準備しておかなかったのか」と今になって悔やんでいます。

しかも当時の私は、こんな状態で、付き合っていた女性と結婚を考えていました。向こうのご両親は「結婚相手が医師なら大丈夫だろう」と信頼してくれていたようですが、実態は目も当てられない状況だったのです。

そんな中、幸か不幸か、リーマン・ショックについてほとんど無知だった私は、恐怖が恐怖を呼んで日本中の投資熱が冷え込んでいる状況など露知らず、株式投資を始めたのでありました。

医師といえば、バイオ株！？

「よし、投資を始めよう！」と心に決めた当時の私ですが、後期研修医で多忙だったこともあり、投資の勉強に十分な時間を割くことはできませんでした。そこで、とりあえず、医師と親和性の高い分野から投資を始めることにしました。自分が知っているような業界であれば、そんなに時間をかけなくても、ある程度は分かるだろうし、と。

後に、これが大きなヤケドを負う原因になるとは思いもせずに……。

医師の強みを生かした投資がしたい、という気持ちもありました。するとこういう結論になるわけです。

「そうだ、バイオ株だ！　自分が有望だと思う製薬会社の株式を保有すればいいんだ！」

そうして株式投資のことをよく分かっていなかった私は、バイオ株を中心に投資を始めてしまったのです。バイオ株というのは、広義には、創薬系のベンチャー企業から、製薬会社などの大企業までを含みます。

あまりに自分の専門に近いところだと、インサイダー取引になってしまう可能性もありますので、現在は製薬会社の株を全く保有していませんが、当時は色々なバイオ銘柄をやみくもに買っていました。

例えば、ロート製薬（銘柄コード：4527）。目薬に定評のある有名企業です。子どもの頃から「ロート、ロート、ロート〜〜♪」というテレビCMをよく見ていましたし、今後、高齢化社会を迎えるにあたって、目薬の売り上げは減らないとみたのです。

企業の株というのは、簡単に言えば、現在の企業の価値と将来の業績の見通しが織り込まれたものです。目薬の需要が減らないからって、同社の将来の業績が良くなるとは限りません。私がダメだったのは、その企業の価値がどのくらいで、どういった業績推移かという精査を怠った点です。医療に例えると、どのくらい難しい手術か分からずに、とりあえず執刀してみました、といったくらいの無謀さでした。たしか100万円くらい投資したのですが、残ったお金は70万円足らずでした。トホホ。

バイオ株への投資で分かったのは、何より自分が勉強不足であったということです。一般に医師は、バイオ株に強いと思われがちです。確かに、臨床の現場で、どういった薬剤や医療機器が使われているかは知っていますし、その価

値も実感できる立場にあります。しかしそれだけでは、その企業が今、どの程度の成長を見込まれて株価が形成されているかというところまでは理解が及びません。

そして、医師であることとバイオ株投資のパフォーマンスの間には全く相関性がないことも痛感しました。というより、バイオ株の株価形成のプロセス・根拠を分かっていませんでした。知らないものに投資する行為自体がダメだったのです。

ちなみに、2015年～2016年に免疫チェックポイント阻害薬ニボルマブ（商品名オプジーボ）で脚光を浴びた小野薬品工業（4528）にも、知り合いの勤務医投資家の多くがアタックし、多くが玉砕しています。「医師だからバイオ株」というのは間違いなのです。

バイオ株はリスクが高い

バイオ株の最も恐ろしいところは、何十年も先の業績まで織り込んで買われている銘柄が多いということです。例えば、不動産や鉄鋼などの業種は、せいぜい5年10年先までの業績くらいしか株価に織り込まれていません。しかしバイオ株の場合、その後、何十年にわたってその企業の薬がナンバーワンであり続けるかのような過度な期待が、株価に織り込まれていることが多いのです。

だからこそバイオ株は、ちょっとした悪材料で大きく株価が下落します。先述のオプジーボも、一時は個人投資家に「夢の薬だ」ともてはやされ、1年で株価が約2倍につり上がりました。しかし、私たち臨床医はその他にも免疫チェックポイント阻害薬が登場することを知っていました。

案の定、薬価の引き下げに加えて、キイトルーダというライバルの出現によっ

図1 **小野薬品工業（4528）の株価チャート**

月足チャート。株価は1年ほどで2倍近くに上昇し、その後、元に戻っている。

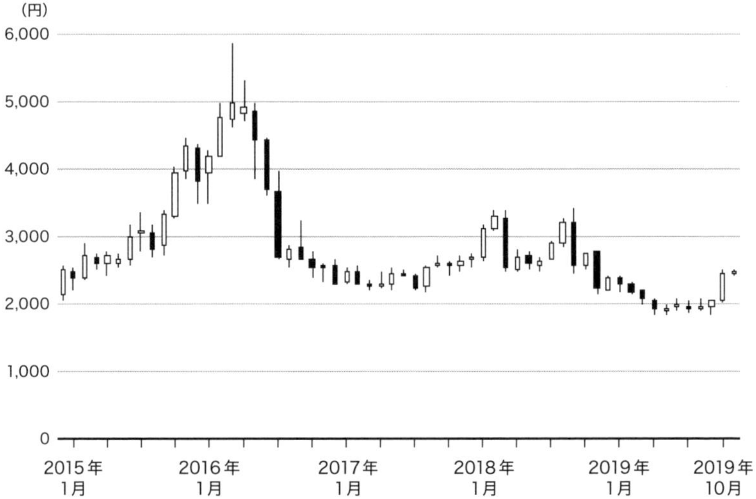

図2 **サンバイオ（4592）の株価チャート**

月足チャート。数カ月の間に株価が約4倍に上がり、その後、元に戻っている。

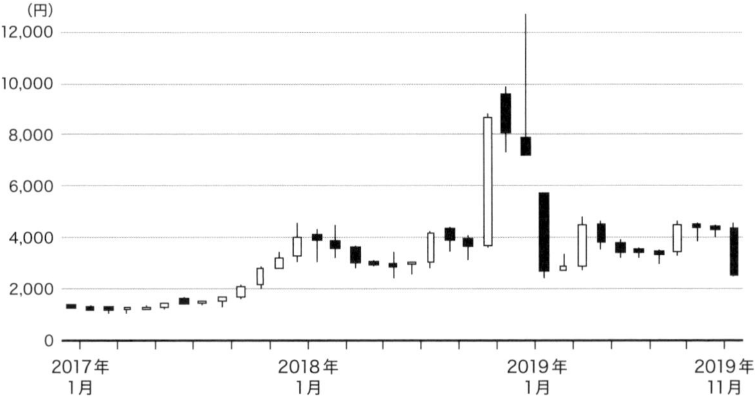

て小野薬品工業の株価は冷静さを取り戻し大きく下落しました。もし、過熱感のあった2016年4〜5月頃に株を買っていたら、2017年3月時点で、50%の損失を被っていたことになります 図1。

株価が乱高下したバイオ系企業で有名なのは最近だとサンバイオです 図2。同社は中枢神経系疾患を対象に、再生医療の研究を行っている会社で、臨床試験の経過をリリースする度に株価が大きく動きました。

こうして私は、バイオ株のように業績が過度に織り込まれた銘柄ではなく、下値不安が少ない財務堅実なバリュー株を保有することこそが正しいという結論に達しました。目立たない地方の中小企業の方が、バイオ株よりも何倍も安全なのです。なお、バリュー株というのは、PER（利益面での割安指標）、PBR（資産面での割安指標）を基にスクリーニングした「過小に評価されている株」のことです。バリュー株を狙う投資戦術について、詳しくは、私の著書や日経メディカル Onlineのコラムにある過去の記事をご覧ください。

「株式投資はコワイ」と言っている人は、過去に業績を期待され過ぎた銘柄を買って損失を出した人がほとんどです。私も安易にバイオ株に手を出して損失を被ったときは「コワイ」と思いました。リスクを取れない人、企業研究をする時間のない人は、コワくない、下値不安の少ない銘柄を探すところに注力するようにしましょう。

バイオ株は株価が変動しやすくリスクが高い

5. 節約

研修医たちよ、医学書をいきなり買いあさるな！

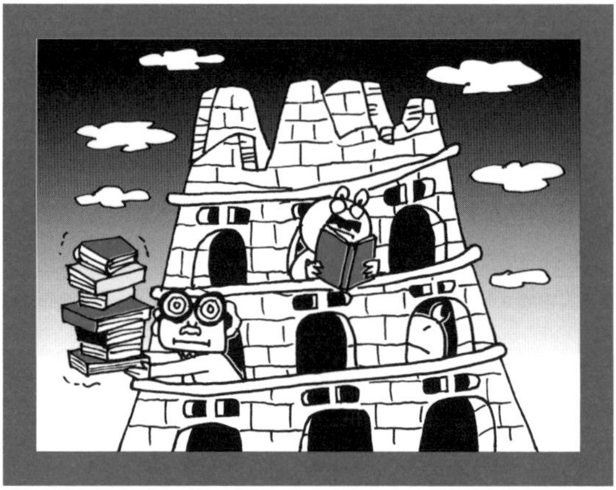

医学書をいくら積んでも名医にはなれない。

だいぶ昔の話ですが、日経メディカルの姉妹サイト『Cadetto.jp』が行った40歳以下の医師836人に対するアンケートで、医師会員に最近1年間に買った参考書の数を尋ねたところ、初期研修医の買った本の冊数が圧倒的に多いことが分かりました 図1。4分の1が21冊以上買っているなんて……、いや、ほんと圧倒的です。今もこの傾向は変わっていないでしょう。

図1　40歳以下の医師が答えた「この1年で買った医学書の冊数」のアンケート結果

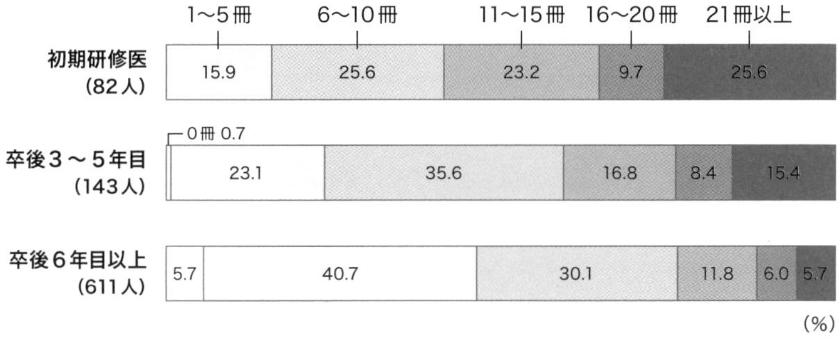

研修医って一般的に何でもかんでも買い過ぎです。新生活のための家電や家具は分かりますよ。必要なものですから。でも、医学書ってそんなホイホイ買っていいものでしょうか?

ましてや、ローテートするたびに新しい本を買っていてはキリがない。もちろん、そういうローテーターを狙って各出版社も若手医師向けの本を出版しているわけですが、だけどもだっけーど、ですよ。

ただでさえ給料が安い研修医が、年何十万円も医学書にお金を費やしているなんて、身の丈に合っていないと思います。

病院では目の前の患者さんから学び、指導医からの熱いレクチャーを受け、いろんなカンファレンスに顔を出し、家と病院をヘロヘロになりながら往復している人も多いはず。つまり、研修医は最も忙しい立場ですので、本をじっくりと読み込めない可能性が高いのです。であれば、買うのはもったいない。特に初期研修中、一時期だけ使う医学書であれば、必要なときに横のつながりを使って借り貸しして乗り切っていく方がまだ妥当です。

実はこれって、「過去の自分」に説教したいことの1つなのです。私は研修医の頃、恐ろしい数の医学書を買っておりまして、同期の研修医に借りパクされて紛

失したものもあれば、買ってから一度も開かなかった本もあります。トータルで多分、50万円くらいはもったいないことをしました。おいおい旦那、海外旅行1回行けましたぜ。

特に気を付けてほしいのは、分厚い辞書系の本！「うんたら内科診断」とか「どーたら内科学」みたいな、高いですぞオーラを出しているアレです。落としたら、足の小指を骨折しかねない、アレですよ。アレって、既に経験十分な医師が知識の抜けている部分を確認したり、自分の意見を学会や症例検討会でプレゼンしたりするときに「参考文献」として引用するために使うものですからね！知識の少ない研修医が一から通読するようなものではないのです。

やたら分厚い数万円の辞書系の本は一呼吸置いてから買うようにしてください。できるなら立ち読みするなり、他の研修医から借りて、読みたいところを中心にざっと読んでみた方がよいかもしれない。その上で、もっと読みたいと思ったら買えばいいでしょう。決して同期のインスタグラムの「分厚い医学書で頑張ってますアピール」を見て、衝動買いしないでください。

3000円ぐらいの医学書で失敗してもまぁいいかなと思うのですが、2万円出したのにほとんど読まない医学書って、もったいないの極みです。

人気の医学書は増版されやすい

研修医の皆さんはご存じないかもしれませんが、アラフォー医師になると分かってくることがあります。それは、「人気の本は基本的に増刷・増版されていく」ということです。増刷というのは、書籍を売り始めたときに刷った部数が足りなくなって同じ本をもう一度刷り増すことですが、増版というのは改訂版のことで、基本的に別本として、内容が最新版にアップデートされます。

私が研修医の頃は、『抗菌薬の考え方、使い方』（中外医学社）という本がものすごく流行っていました。増版が繰り返され、既に第4版まで到達しています。ということは、例えば第３版を買った直後に第４版が出ると、ものすごく悔しい思いをしてしまいます（出版社にとっては在庫がはけるのでハッピーなのですが）。

医学は進歩を続けるもの。医学書は「いずれ使うだろうからそろえておく」ようなものではないのです。

「医学書を買おっかなぁ」と思ったとき、その本がいつ発行されたものか、そして増版の可能性があるかどうかを常に考えるようにしてください。第２版以降の医学書であれば、最終ページ（「奥付ページ」という発行者などが書かれているところ）に初版と第２版の発行日が記されています。その間隔から次版の発行時期を推測してみるのも手ですよ。

医学書は本当に必要なときが来たら、
最新版を買うべし

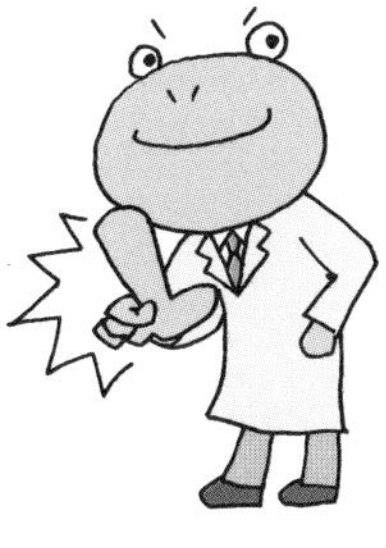

6. 住宅①

勤務医の「持ち家か賃貸か」論争を考える

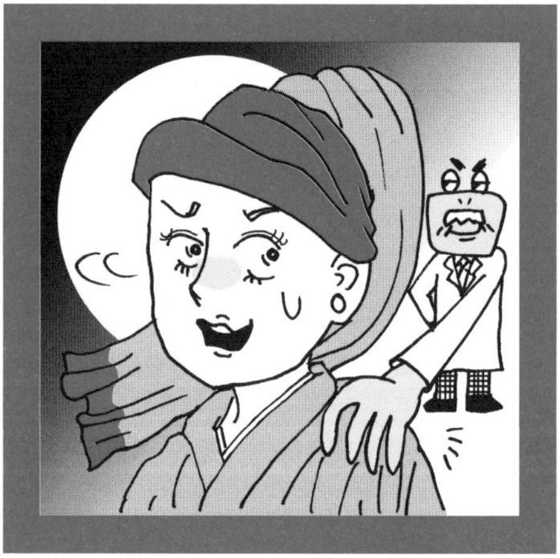

「来月から地方ね」。教授のこの言葉が持ち家のリスク。

皆さん、将来の自分の姿を思い浮かべてください。あなたは、どこに住んでいますか。戸建てのマイホーム？ 分譲マンション？ あるいは賃貸マンション？ まさか毎日ホテル暮らしなんて人はいないと思いますが……。

将来的に医師はマイホームを買うべきなのでしょうか。

よくインターネット上のコラムで「戸建て」「分譲マンション」「賃貸」が比較されていますが、専門家ですら意見がバラバラで、てんで一致をみません。これは、この命題には答えがないことの証左です。明らかに賃貸マンションがお得で住みやすいなら、そもそも戸建てや分譲マンション業界は縮小していくはずなのです。ある程度バランスよく成立しているのは、「どれが一番お得か」などという問いに答えがなく、需要と供給に基づいて経済合理的に市場が形成されているからです。だから、実はそもそもこの議論自体、意味がないと私は思っています。

とはいえ、とはいえ――。

私の個人的見解ですが、大学の医局に入るつもりの人はマイホームを買わない方がよいでしょう。理由は、幾つかあります。大学の医局によっては、派遣される市中病院が遠方になることがあります。電車通勤で2時間かかってしまうような場所に、毎朝早起きして通うのはしんどいでしょう。賃貸であれば、住む場所も比較的自由に決められます。

また、大学院に入学すると収入が減り、毎月のローン返済が厳しくなることもありますので、その前後では買わない方がベターです。そして、海外に留学に行く可能性がある場合、やはり持ち家の意義が薄れます。もちろん、どこかの地域でどっしり構えて生活するつもりの医師は、マイホームを買ってもよいでしょうし、持ち家のドクターに対して理解があり、近郊に派遣してもらえる医局ならば、マイホームを購入してもよいかもしれません。

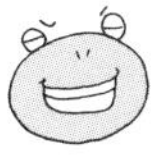

持ち家のメリット

わが城、マイホーム。「ふははは、一国一城の主だぁ！」と鼻高々になるのが持ち家。住宅が資産となるので家族に財産が残せますし、間取りやインテリアを自由にアレンジできます。賃貸だと飼えないような大型ペットも飼えます。賃貸と比べて持ち家は、資産価値が残る点と自由度が高い点がメリットです。

ただし、資産価値がどこまで残るかは立地によりけりです。駅直結の分譲タ

ワーマンションの最上階なら、それなりに資産価値は残るかもしれませんが、地方の利便性の悪いマンションだと、ほとんど価値は残らないと考えた方がよいでしょう。住宅の被災による価値減少もリスク要因になります。戸建ての場合、資産価値のうち土地の占める割合が大きいため、分譲マンションと比べると資産価値は残りやすいと考えられます。

ちなみに帳簿上で考えると、家は固定資産になりバランスシートの左側に位置します。しかし、同時に右側の負債に住宅ローン（借入金）が記載され、毎年の固定資産税、修繕費は右側の純資産に入るはずの「当期利益」を引き下げる要素となります。資産であるはずの持ち家は、直接的な利益を生み出さない上、右側の流動負債・固定負債ばかり増えるので、持ち家は資産とは言えないという考え方もあります※。

※ 家賃収入を生み出す投資用マンションとの比較でこう言われます。もちろん、持ち家があるからこそ医師が毎日そこで休息し、仕事に行って利益を出せるわけなので、間接的に利益を生んでいるという解釈もあります。

持ち家のデメリット

持ち家のデメリットは、簡単に引っ越しができない点です。別に住宅ローン返済中でも売却することはできるのですが、結構足元を見られるので、相場より安く売らざるを得ないことがほとんどでしょう。そのため、引っ越しリスクをかかえている医師は、マイホームを買わない方が賢明です。

また、持ち家の場合、固定資産税、修繕や建て替えなどの維持コストがかかります。特に戸建てはマンションと比べて、電気配線や水道周り、ネット環境などのインフラ回りや、雨漏り対策、庭の整備などの維持費にお金がかかります。

ちなみに私は分譲マンションを２部屋所有しています。1部屋は居住用で、もう1部屋は物置みたいになっています。「２部屋も持ってるんだ〜、すごいね〜」と言われることもありますが、固定資産税も修繕積立金も２倍になるし、金銭面であまりいいことはありません。

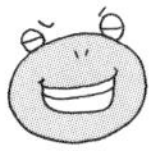

賃貸のメリット

賃貸のメリットは、身軽であることです。簡単に引っ越しができます。たとえ隣人にとんでもない嫌がらせをしてくる人が引っ越してきたとしても、すぐにその部屋を解約すればいい。また、資産価値を考える煩わしさもなく、毎月家賃さえ払っていれば、そこにずっと住むことができます。固定資産税もかからず、基本的な修繕は家主（大家さん）の負担になります。ラクチンなのです。

大学の医局に属している人は、マイホームを持たずに賃貸で生活している人が多いイメージです。さすがに40歳を超えてくると、マイホームを買う医師が増えてくるみたいですね。

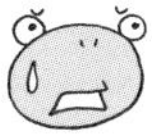

賃貸のデメリット

賃貸のデメリットは、家賃がすべて出て行ったきりになってしまうことです。つまり、家賃20万円の家に10年間住んだら、支払った家賃2400万円は返って来ません。保険で言うところの「掛け捨て」と同じ概念です。そのため、多額のお金を支払っているのに、資産を残せないというのが大きなデメリットです。

加えて、上記で触れた「持ち家ならではのリスク」を回避できる特性上、持ち家（で、何のリスクも発生しなかった場合）よりも、通算でやや割高になることが多いのです。

金融商品でも、リスクの高い商品に対しては金利が上乗せされます（15ページ「リスクプレミアム」を参照）。賃貸の場合は家主に「持ち家のリスク」を負担させているわけですから、その分、やや割高になる傾向にあるのです。しかし、だからといって「持ち家の方がお得だ」というのはかなり乱暴な議論です。

人によって答えは異なる

さて、どの選択肢が一番良いのか、他人に意見を求めがちなこの問題。あなたが住宅に何を求めているかによって答えが異なります。最初に述べた通り、「お得」かどうかで決める問題ではありません。あなたが住む所ですから、QOLや満足感も大事でしょう。だから、他人にアドバイスを求めてもあまり意味がないのです。自分の価値観やライフプランと向き合って、あなたが決めるべきことなのです。

少なくとも若い皆さんに言えるのは、「マイホームを買うなら、ある程度、周りが見えてきてからにしなさい」ということです。キャリアの方向性や家族構成、子どもの教育方針（公立小学校の学区を重視するのかなど）によって「持ち家か賃貸か」の答えや、家の最適な間取りやエリア、家計収支から見えてくる適切な住居費が変わってきますから。

ただ、やはり医局に属する気がある人は取りあえず賃貸にしておきましょう。医局に所属した後、先輩たちがどういう関連病院で働いているのか、持ち家のあるドクターへの配慮があるかどうかなどを確認した上で決めても遅くはないはずです。

持ち家でも賃貸でも大差ないが、
医局の人事異動リスクには注意

7. 住宅②

“億ション”を買い、すぐギブアップした研修医

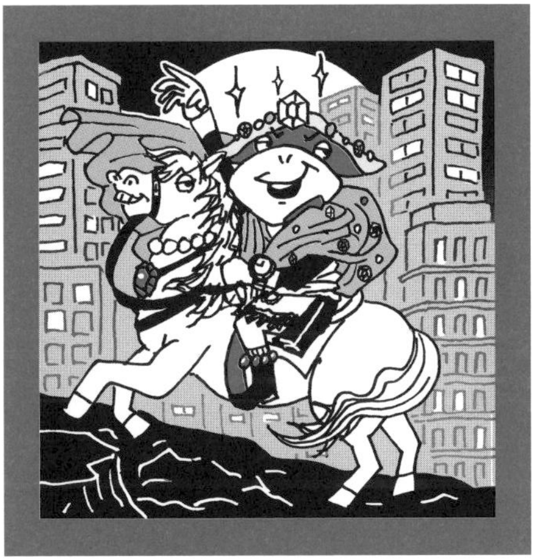

研修医や若手勤務医がイキった買い物をしてはいけない。

ある後期研修医の話。彼が分譲マンションを買ったというウワサが院内に流れてきました。

私は、そのマンションの値段を聞いて腰を抜かしました。……何と、1億円だったのです！

地方都市や田舎では、それなりの広さの分譲マンションでも3000万円台で手に入りますが、都市部ともなると「この広さで1億円かよ」とがっかりする物件がチラホラあります。

後期研修医になると、結婚して子どもを持つ人も増えてきます。となると、次に必要になってくるのが「家族の住まい」なのですが、それをいきなり購入する人が多い。それもなぜか、一軒家よりも分譲マンションを買うドクターが多いのです。一軒家であれ、分譲マンションであれ、不動産を売却するのは時間がかかります。特に若手医師の場合、異動があったときに身軽でいられることに重点を置くなら私は賃貸一択だと思うのですが……、なぜか分譲マンションを買っちゃう人がぞろぞろいます。

医師が職業を明かした上で不動産会社にマンションの購入相談をすると、結構高い物件をお勧めされるようです。1億円のマンションなんて、普通は候補に挙がらないですからね。まあ本人が納得して買っているのですから、悪徳不動産会社とまでは言いません。

さて、1億円でマンションを購入したこの後期研修医、その後どうなったでしょうか。

実はローンを1500万円まで払ったところでギブアップ宣言をしました。

一般的に、住宅ローンを組むときは抵当権を設定します。抵当権というのは、金融機関で住宅ローンを組む際、対象物件にかける担保のことです。銀行などの金融機関は、不動産に対する担保を条件に融資してくれているのです。つまり、途中で住宅ローンを返せなくなると、対象物件を金融機関に渡さなければなりません。
すなわち、ローンを完済して抵当権を外さなければマンションの売却ができない（＝抵当権付きの不動産は誰も買わない）のです。厳密にいえば、マンションの売却金額が住宅ローンを上回っていれば、それでローンを完済し、抵当権

の抹消と同時に売却することができます。

ただ、売却するにもコストがかかるのが不動産です。売却の際は仲介手数料として売却金額の約3%を取られるので、例えば先ほどの物件が7000万円で売れたとしても、約200万円の手数料を負担しなくてはなりません。当時、この後期研修医にはほとんど自己資金がなかったと考えられますので、痛い出費になります。

結局、この後期研修医は“億ション”を住宅ローンの残高（約8500万円）と同額で売りに出したようです。しかし、買い手がなかなか付かず、かなり低い値段※で物件を手放したと風のウワサで耳にしました。

※ マンションの売却金額が住宅ローンを上回らず、差額分のローンの繰り上げ返済もできない場合は、抵当権が外れないので通常の売却ができません。「任意売却」や「競売」など別の手法で売却することになります。

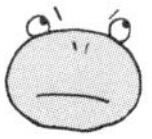

何が悪かったのか？

さて、後期研修医はなぜ“億ション”を買ってしまったのでしょうか。当時の彼の年収は、額面1000万円ほどだったと思われます。額面年収の10倍の物件を買うというのは、普通に考えればただの自殺行為なのですが、なぜ「行ける」と思ってしまったのでしょう。

ここにちょっとした仕掛けがあります。1億円の物件に対して、1億円を全て住宅ローンでまかなったとして、金利1%で35年ローンを組んだとすると、1カ月の返済額は28万円余りです（ボーナス加算なしの場合）。よくマンションの広告で「月々〇万円」と書かれているのは、この価格のことが多いのです。年収1000万円（12で割ると月83万円）で月28万円の返済なら「何となくぎりぎり行けそう」な気もしてきます。

しかし、重要なことを忘れています。本当はここにマンションの管理費、修繕積立金、駐車場代、保険料、固定資産税などが上乗せされるのです。管理費と修繕積立金は物件によってまちまちですが、コンシェルジュサービスやゲストルームなど共同管理が必要なものが充実してそうなこの物件では、両方合わせて月５万円くらいかかりそうですね。そして固定資産税は、“億ション”の場合、年100万円近くなると思われます※。

※ 公示価格に対する固定資産税評価額を70％とすると、１億円の評価額は7000万円になる。これに固定資産税1.4％、都市計画税0.3％を乗じると約120万円。住宅用地や新築住宅の特例減税措置を考慮すれば、幾分安くなる（2020年３月時点）。

概算だけでも間違いなく月40万〜50万円は飛んで行きます。月収83万円というのは、手取りにすれば月60万円ぐらいでしょう。感覚的には給料のほとんどを住宅関連で取られてしまう印象です……っていうか、「アナタ生活できるの！？」という水準。しかも、管理費や修繕積立金は経年的に上昇していきます。医師としての彼の年収も次第に上がってくるでしょうが、首をずっと絞められている感じが否めません。

住宅に生殺しにされている状態です。

“億ション”を買ってよいのは、年収3000万円以上

平均的な後期研修医の手取り月収40万〜60万円では、“億ション”にかかる費用が高すぎて人間らしい生活なんて到底できません。少なくとも額面年収3000万円以上ないと厳しいと思います。

一般的に家にかけるお金は月収の30％以下にすべきであると言われています。個人的にもそのくらい余裕がないと、子どもの教育費や家族の食費を余裕

を持って賄えないと考えています。

年収1000万円で、手取り700万〜800万円だと、住宅にかけてよい額は200万円強です。とすると1カ月当たり約17万円が住宅関連費用として妥当な金額になります。

年収3000万円の場合、所得税や住民税をめちゃくちゃ取られるので、手取りが1700万〜1800万円くらいになります。そうなると500万円強を住宅に費やせます。1カ月当たりにすると約42万円です。ようやく“億ション”生活で必要な月40万〜50万円のラインに到達しますね。この「年収3000万円」というのは勤務医の共働きでもキツいラインで、開業医で成功するか、副業で大当たりするしかありません※。

※ 今回は、自己資金だけで住宅を購入する場合を考えました。親世代が富裕層で、住宅取得用の贈与をたっぷり受けられる場合は、自己負担を抑えて“億ション”を手に入れられるかもしれません。

——というわけで、この書籍の賢明な読者は、マンションを買うときに決して安易な返済計画を立ててはいけません。子どもが生まれるとそれなりに教育費がかかりますし、車や旅行、外食など、贅沢をしたいときだってあります。事前にはじき出した計画とはかけ離れた家計支出になることは往々にしてあるので、ご用心を。

研修医は調子に乗って
“億ション”を買うべからず

8. お得を探す①

まさか新幹線の切符を定価で買ってませんよね？

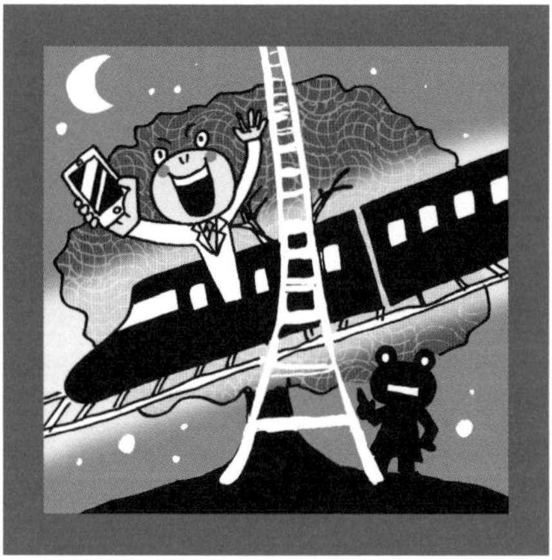

学会参加のために乗る新幹線、安く済ませよう。

多くの医師は、年に1回くらいは新幹線で遠出することがあるでしょう。数日前にターミナル駅の「みどりの窓口」で買ったり、インターネットでカチカチと新幹線の指定席を予約する人が多いと思います。当日、駅で切符を買う人もいるかもしれません。

今回、皆さんに申し上げたいのは、「定価で新幹線の切符を買うのはやめなさ

い」ということです。

ダンナ、耳寄りな話がありますぜ、ヒッヒッヒ……って、別に悪いことを教えるわけではありませんから、ご安心を。

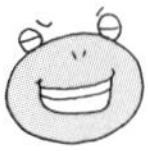

エクスプレス予約とスマートEX

東京-博多間の東海道・山陽新幹線の話をしましょう。この新幹線をお得に利用する仕組みには、「エクスプレス予約」と「スマートEX」の2つがあります。どう違うのか、まず表1にまとめてみたのでご参照ください。

パッと見では、何が違うのかよく分からない人もいるかもしれませんね。簡単にご説明しましょう。エクスプレス予約は年会費が1100円かかります。ここが

表1 エクスプレス予約とスマートEX

	エクスプレス予約	スマートEX
対象区間	東海道・山陽新幹線（東京〜博多間）	
会員登録	対象のクレジットカードで入会手続きをして利用するサービス ・専用ICカード発行 ・年会費（税込み1100円）が必要	持っているクレジットカードを登録するだけで利用できるサービス
予約	インターネット・スマホから予約可能、手数料なし	
支払い	会員価格（早割あり） ・対象のクレジットカードで決済	窓口価格とほぼ同じ（早割あり） ・持っているクレジットカードで決済
乗車	切符の受け取りが不要で、ICカードでチケットレス乗車 ・専用のICカードで乗車 ・たまるポイントに特典あり	切符の受け取りが不要で、ICカードでチケットレス乗車 ・Suica、ICOCAなどの交通系ICカードで乗車

大きな違いです。1100円も払いたくないよ、と思ったそこのあなた！　ちょっと待ってください。1100円を凌駕するほどのメリットがあるんです。

エクスプレス予約の割引率は、スマートEXよりも高いんです。例えば、3日前までに名古屋〜博多といった長距離の普通指定席を予約すると「EX早得」が適用され、片道料金でざっと4000〜5000円は浮きます。これだけで年会費の元が取れてしまうんですよ！　さらに21日前までに予約をすると「EX早得21」が利用可能で、これだと名古屋〜博多間の普通指定席が片道で5000円以上浮くのです。

ただ、年に1回も使わないと年会費の分だけ損するのでご注意を。また特定のクレジットカードを持っていないと利用できないなどの制約もあります。また「EX早得21」は、割引率が最も大きなサービスですが、早朝・日中の時間帯（6時台と11時〜15時台）にしか適用されないので注意が必要です。

一方のスマートEXは、新しくクレジットカードやICカードを作る必要がなく、スマートに新幹線の切符が安く手に入るサービスです。年会費も無料です。ただ、上記のような大きな割引価格で切符が手に入るわけではありません（200円安くなる程度）。エクスプレス予約の方がお得です。

図1　新大阪〜東京間で試してみよう！

<エクスプレス予約・EX早得21>
片道11,200円 ×2　=　22,400円

<通常料金>
片道14,720円 ×2　=　29,440円

差額　：　7,040円

例えば大阪に住んでいる人が、東京の学会に行くとしましょう。学会の日なんて随分前から分かっていますので、「EX早得21」を使って往復の切符を手に入れることにしました図1。

なんと！ 往復で7040円も浮いちゃうんです！ たった1回の遠出でこれですから、年会費1100円がいかに破格かお分かりでしょう。「EX早得21」を使わなくても、エクスプレス予約で買えば東京〜新大阪間は1万3620円と通常より1100円お得なので、片道だけで年会費分の元が取れてしまいます。

というわけで、年に1回以上、遠出する東海道・山陽新幹線ユーザーは、エクスプレス会員にならないと新幹線に乗るたびに損しているわけです。私はJRの回し者でも何でもありませんが、会員登録していないのなら、今すぐ会員になるべきです！

なお、ここでは東海道・山陽新幹線の話しかしていませんが、東北新幹線や九州新幹線にも割引制度があります。もっと言えば、飛行機もマイレージ会員になればお得に乗ることができます。

いいですか。若いうちはタネ銭をためる時期なんです。何も考えずに定価でモノを買うのはやめましょう。

学会で遠出することがある医師は、
エクスプレス予約の会員になるべし

9. お得を探す②

「ふるさと納税」をやらない理由が分からない

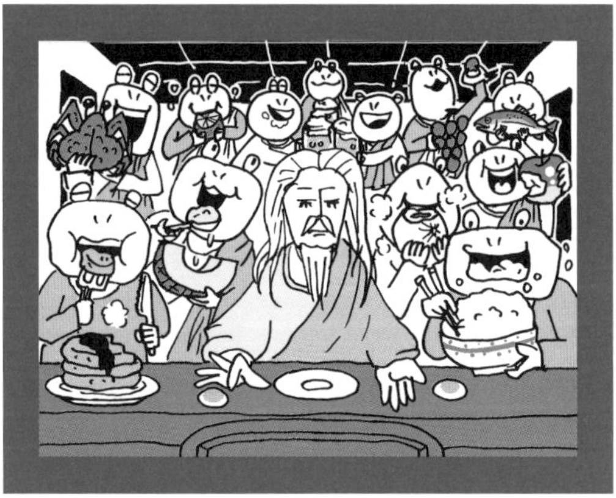

おいしい特産品が届きます。

必ずプラスリターンになる“投資”があるのをご存じでしょうか。それが「ふるさと納税」です。厳密に言うと投資ではないんですが、ここでは気にしない方向で。

しかも、このふるさと納税という制度、収入が多い人ほどリターンが大きいという、なんとも不思議な仕組みになっています（国の施策は大体、低所得者に

優しいのですが)。

2000円払うと高価な特産品がもらえる!?

まず、ふるさと納税の概要をご説明しましょう。難しいことは、各自調べていただくとして……、そもそもこの制度には、自治体に寄付をすることでその地域を応援しよう、活性化させよう、という理念があります。

でも、「うちの自治体に寄付をしてください」とアピールしているだけでは誰も寄付してくれません。そこで自治体には、寄付してくれた人に「お礼の品」を送ることが許されています。加えて、寄付した額の一部が、寄付した人の税金から控除されます。例えば、あなたが、とある自治体に1万円を寄付すると2000円を引いた8000円分が、あなたの支払う所得税や住民税から控除されます。つまり、あなたが国や住居地に払う税金を8000円減らして、ポケットマネーで2000円を足した合計1万円を、あなたが応援したい自治体に「ふるさと納税」できるという仕組みです。

そう聞くと、「その自治体からのお礼の品が2000円以上だったらいいけどさー」と思いますよね。大丈夫です!　1万円を寄付すると、大体3000円(30%)相当の特産品を送ってもらえます。

これだけでも確実にプラスリターンなんですが、実はこの2000円の自己負担は、寄付する額を(ある程度まで)増やしても変わりません。ある自治体に3万円寄付すれば、2000円の負担で平均9000円相当の特産品を送ってもらえるんです。しかも、寄付する自治体は1カ所である必要はありません。1万円ずつ、10カ所の自治体にふるさと納税することもできます。その場合も自己負担は2000円です。

じゃあ、100万円寄付すれば2000円の自己負担で30万円の特産品をもら

えるのか、というと、そうとは限りません。その人の所得に応じて、年間の寄付上限額が決まっているのです。配偶者や子どもがいるかどうかによっても違いますが、例えば、あなたが独身で年収800万円の後期研修医なら年間12万9000円（2020年1月現在）までふるさと納税できます。この後期研修医が、図1のように11万円を5つの市にふるさと納税すれば、実質2000円の負担で、3万3000円相当のお礼の品をゲットできます。

具体的に、ご自身がいくらまでふるさと納税できるかは、総務省のウェブサイト、ふるさと納税の各種ポータルサイトで確認してみてください。

ちなみに、総務省のウェブサイトなどで紹介されている「所得に応じた年間の寄付上限額」はあくまで目安であり、確定申告時に色々な条件を加味すると何万円かは上下します。

図1　ふるさと納税のイメージ

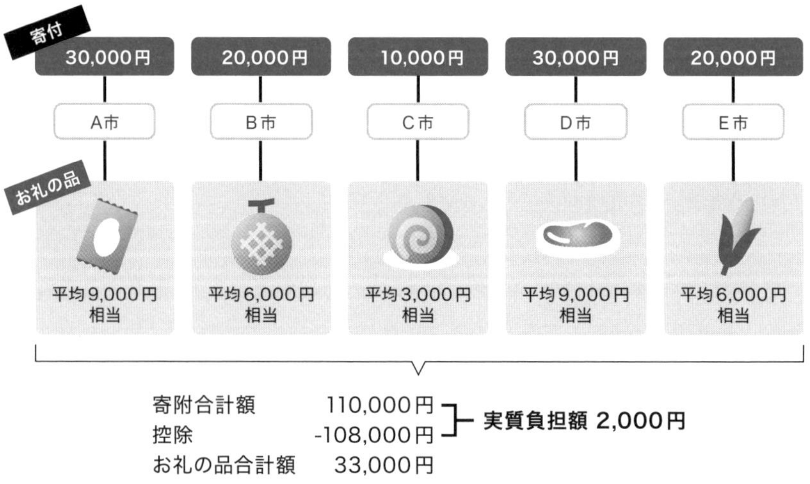

ふるさと納税額の年間上限は、年収と家族構成によって変わるが、この図では、独身で年収800万円の人（年間寄付上限額12万9000円）が、5市に合計11万円をふるさと納税した場合を想定している。

今はやりの個人型確定拠出年金（iDeCo、93ページ）を使っている人は、拠出額によってこの寄付上限額が少しだけ減ります。しかし、1円でも寄付金額が上限を超えたからといって心配する必要はありません。ゆるやかに自己負担額が増えていくだけで、損失（お礼の品の価値よりも多くの額を自己負担してしまう状況）になることはまずありません。

注意したいのは、お給料をもらっている勤務医であっても、ふるさと納税をした人は「確定申告」をしなくてはいけないことです。確定申告のときに、「私、どこどこの自治体に寄付しているんです」と自己申告することで、納めた所得税の一部が戻ってきたり、翌年の住民税を減らしてもらえたりするようになります。それを差し引きすることで、最終的な実質負担額が2000円になるということです。ですから、寄付した時点では経済的なメリットはありません。確定申告して初めて節税になるのです。

ただ後述しますが、5つ以内の自治体への寄付でしたら、「ふるさと納税ワンストップ特例制度」を使えば確定申告をしなくて済みます。

さて、冒頭でも少し書いたように、ふるさと納税は、収入が増えるほど寄付できる金額が増える仕組みになっています。年収3500万円クラスになると、毎月10万円ほど寄付することが可能です。言い換えれば、毎月3万円相当の特産品がほぼ無料で送られてくるわけです。

私の知り合いの“億り人”は、年間400万円を寄付して、ほとんど毎日特産品を受け取っているそうです。食費がほとんどかからず、しかもA5ランク以外の牛肉が食べられなくなった、などと言っています。

ここまで読んでいただいた方にはお分かりのように、ふるさと納税は高収入の医師にとって最強のバリュー投資と言えます。やらない理由はどこにもありません。

ふるさと納税は
最強のバリュー投資である

ふるさと納税なんて意地汚い？

このふるさと納税という仕組み、得をするのは寄付をした本人と寄付を受けた自治体です。損を被るのは、寄付した人が住んでいる自治体です。その人からの住民税収入が減るわけですから。

私はこの制度が始まった当初から活用していますが、テレビなどで取り上げられるようになると「どうせ地方自治体を応援しているわけじゃないんでしょ」「特産品目当てで意地汚い。人間としてどうかと思う」といった批判の声が起こりました。まあ、想定通りです。日本人には、「ラクしてモノやお金をもらうのは間違っている」「お金というものは汗水をたらして稼ぐものである」という価値観を持った方々が幾ばくかいらっしゃるんですよね。

私としては、国が旗を振っている制度で、これほどのリターンが得られるのに、なぜ使わないのか理解できません。これから給料をもらい始めるアナタ！恐れずに始めて大丈夫です！ 周りの批判が怖ければ、誰にも言わずにこっそりやればいいだけの話なのですから。

実際の手順は…

では、ふるさと納税の実際の手順と、確定申告の仕方をお伝えします。

年収800万円の研修医のアナタ。総務省のウェブサイトを見て、年間13万円くらいまでなら実質負担額が2000円で済むことが分かりました。じゃあ、まずは手始めに、年に10万円くらいの予算でふるさと納税（寄付）をやってみようかな。……あれ？ で、どうやって寄付すればいいんだっけ。

では、説明しましょう。まず、寄付したい自治体が決まっていれば、その自治体のホームページに行きましょう。ふるさと納税を積極的に受け付けている自治体では、間違いなくホームページのどこかに「ふるさと応援寄附金」とか、「ふるさと寄附」とか、「ふるさと納税はこちら」といった記載があるので、そこにある説明通りに手続きをしてください。

特に自治体が決まっていないアナタは、ふるさと納税に特化したポータルサイトを利用しましょう。私のオススメは「ふるさとチョイス」です。他にも幾つかふるさと納税のサイトがありますが、約1500もの自治体をカバーしているのはこのサイトだけです。

ふるさとチョイスを使うことを決めたら、まずは会員登録です。寄付するときに住所や名前を打ち込む必要がありますが、会員であれば自動でフォームを埋めてくれるのです。

どうやってお金を振り込む？

ふるさとチョイスに、寄付者への「お礼の品」として掲載されている特産品は大量にあるので、どれを選んだものか迷うと思います。しかし、やってみないと

始まりませんので、「おいしそうだな」と思った特産品を掲載している自治体に、まずはお金を振り込んでみましょう。もちろん！ 寄付金の「使い道」で選ぶこともできますよ。福祉の充実や医師確保対策など、医療・福祉に関係する使い道を提示している自治体もあります。

さて支払いです。私はクレジットカードを登録して支払っていますが、インターネットでクレジットカードを使うのがコワイという人は、郵便振り込みを選択してください。そうすると、自治体から振込用紙が送られてきます。それを使って振り込めばOKです。ちなみに私は、クレジットカードとして楽天カードを登録しているので、寄付金の1%分、楽天スーパーポイントがバックされます。いやぁ、ケチだなぁ、私。

自治体にお金が届いたことが確認されると、「返礼品」と「寄附金受領証明書」が届きます。しかし、これらはいつ届くか分かりません。最悪、半年後ということもあり得ますので、気長に待ちましょう。良心的な自治体だと、「いついつ届きますよ」とメールで連絡をくれることもあります。なお、寄附金受領証明書だけは2〜3月の確定申告に間に合うようにもらわないといけないので、年末ギリギリにふるさと納税をする場合は、届く時期を確認してください。

私は、どの自治体にどれだけ振り込んだか分からなくなると困るので、振込先、返礼品は届いたか、寄付金受領証明書は届いたかをエクセルで一覧表にして管理しています。来年もまた納税しようかなと思うくらいおいしい特産品をいただいた場合も、このリストにメモしています。

確定申告して初めて節税になる

お礼の品とは別に送られてくる「寄附金受領証明書」ですが、これ、確定申告のとき必要になる大切な書類ですから、捨てないで大切に保管してください。

勤務医の場合、「勤め先が年末調整をやるので確定申告なんてしたことない」という方も多そうですが、確定申告でふるさと納税したことを申告しないとせっかくの控除を受けられませんので、面倒くさがらずにやりましょう。

確定申告には「源泉徴収票」が必要です。年末もしくは年始に職場で配られると思います。確定申告の受付が始まる2月中旬までに入手できない場合には、職場の給与に関する部門に申し出てください。

2カ所以上の勤務先から給与をもらっていたり、20万円以上の雑所得（原稿料とか講演料とか）、生命保険料、地震保険料があるなど、他に確定申告しなければならない理由がなければ、源泉徴収票、個人番号カード（マイナンバーカード）などの身分証明書、認印、そして寄附金受領証明書を持って税務署に行けば簡単に済みます。

確定申告の受付は、2月中旬から1カ月間。その間の平日に、半日くらい、お休みをとって税務署に行きましょう。一部、例外的に土日に受け付けてくれるところもあるようですが。

インターネット上で電子申告できる「国税電子申告・納税システム（e-Tax）」でも確定申告はできますが、確定申告をしたことのない医師がe-Taxをやると結構失敗することが多いので、少なくとも最初は、対面式で確定申告をした方が無難だと思います。もちろん、事前に分からないことがあれば税務署に電話で相談することもできます。

確定申告をすると、ふるさと納税で寄付した金額に応じた税金が控除されます。つまり、所得税が安くなり、前年に納めた所得税の一部が戻ってきます。さらに、ふるさと納税をした翌年（つまり確定申告をしているその年）の6月からの住民税が安くなります。それらを総合すると、最大2000円の自己負担になるというカラクリです。

ふるさと納税する先が5自治体までであれば、確定申告が不要になる「ふるさと納税ワンストップ特例制度」という仕組みもあります。ふるさと納税の手続きをするときに、この制度を使うことを申告し（チェックマークを付けることが多い)、自治体から申請書を送ってもらって、それに必要事項を書いて送り返せばOKです。

ただ、高収入になってくると寄付先を5自治体以内に抑えるのは至難の業かもしれません。

年収が高いほどメリットが大きい「ふるさと納税」。今の制度はあまりにも高収入の人が優遇され過ぎていて反対意見も多いので、もしかしたらいずれ制度は縮小してしまうかもしれません。その前に、しっかりとその恩恵を享受してはいかがでしょうか。

**ふるさと納税の恩恵を受けるには
例外を除き確定申告が必要である**

10. 節税

節税の切り札！
個人型確定拠出年金
って何？

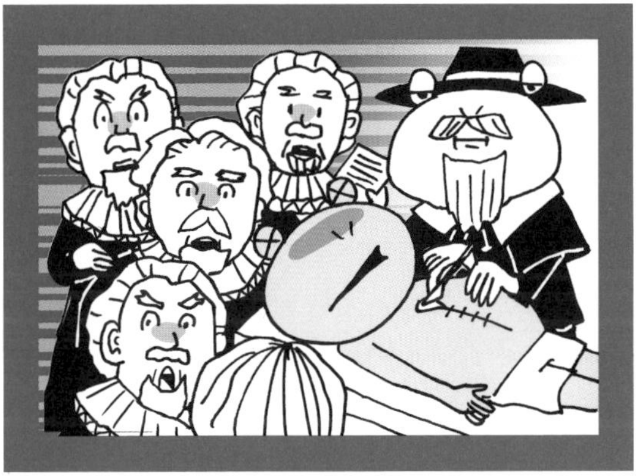

「え？ 年金が節税につながるんですか！？」

「個人型確定拠出年金」をご存じですか。「聞いたことはあるけど……」くらいでしょうか。「私には関係ない」と思っている方もいるかもしれませんが、実は個人型確定拠出年金は、ふるさと納税と同じように、ほぼ確実にプラスリターンが得られる“投資”の1つなんです。これは、バリュー投資家医としては見逃せませんよね。

この「個人型確定拠出年金」について解説していきます。まず「確定拠出年金」というのは、国民年金や厚生年金といった公的年金を補完する目的で導入された年金制度です。勤務医であれば、1階部分の国民年金、2階部分の厚生年金を補うものとして、「厚生年金基金」や「確定給付企業年金」がありますが、これら上乗せ部分の新しい選択肢として導入されたのが「確定拠出年金」です。

確定拠出年金には、企業型と個人型があります。今回お話しするのは「個人型」の方です。この個人型確定拠出年金には、「iDeCo（イデコ）」という愛称が付けられています。そうそう、私が小学校時代に習っていた少林寺拳法の先生が「井出」という名前で、イデチョって呼ばれてましたっけ。

そのイデチョ、じゃなかったiDeCoに加入できる人の範囲が2017年1月に拡大されまして、ほぼ全ての成人が個人型確定拠出年金に加入できることになりました。対象者は、公務員440万人を含む2600万人だそうです。

でも、個人型確定拠出年金の加入率は1%を切っているんだとか。ある調査によると、この制度の説明を受けても20%程度しか加入したいと思わないらしい。理由は「分かりにくいから」「手続きが煩雑だから」など様々です。でもiDeCoは、医師にとっては、メリットがたくさんあるんです。メリットとデメリットを、ざっくり図1にまとめてみました。

一番のメリットは税金が減ること！

ここでは民間病院の勤務医を例に、年金のことを少し説明してみます。

法人に所属している勤務医の年金制度は、20歳以上60歳未満の全ての人が入る国民年金（1階）、厚生年金（2階）の2階建てになっており、さらに法人によっては3階部分として、企業型の確定拠出年金（DC）や確定給付企業年金（DB）などがあります。終身雇用が少ない病院の場合、この3階部分が用意さ

図1 個人型確定拠出年金（iDeCo）のメリットとデメリット

メリット

1. 確定申告をすると税金が安くなる（拠出した全額が所得税から控除されます：平均的な勤務医なら年4〜6万円ほどの節税効果）
2. 運用による利益が非課税である（iDeCoはただ拠出するだけでなく投資信託などで“運用”します）
3. 老後の年金が増える（実際には拠出した分を老後に回しているだけですが）。受取時には税金が発生するが、税制優遇措置がある

デメリット

1. 確定拠出年金で拠出したお金は、拘束される（原則60歳まで下ろせません）
2. 運用した投資信託で損失が出ると、もしくは手数料が高い口座だと、最終的にマイナスになるリスクがある※

※実際には「節税」によるメリットの方が大きい。

れていないことも多くあります。ちなみに公務員の医師の場合は3階部分として「年金払い退職給付」という制度もあります。

結構複雑ですが、まあまあ充実した年金制度だと思ってください。高収入の医師の場合、これらの満額受給でも、結構な額になります（もちろんその分、多くの保険料を支払っているわけですが）。で、個人型確定拠出年金、つまりiDeCoはさらにその上（4階部分と言われる）に相当します※。

※ なお、企業型確定拠出年金（DC）を実施している法人に所属している場合は、規約でiDeCoへの加入を認めている場合のみ加入可能です。

充実した年金制度があるのに、さらにiDeCoで年金増やしてどうすんのよ、という声も聞こえてきそうです。そう考えると、少なくとも勤務医にとっては、iDeCoで老後の備えを積み立てておくことの意義は小さいのかもしれません。

「じゃあiDeCo、意味ないじゃん」と思いますよね。そうではないんです。iDeCoの一番のメリットは、今現在支払っている税金の額を減らせることにあります。個人型確定拠出年金は、掛け金を出した段階で、その後、運用益が出ようが出まいが、確実に「節税」になるんです。

いいですか、重要なことなので繰り返しますよ。確実に節税できます。しかも、所得税率の高い、高収入な人や開業医にとっては特に有利なんです（開業医のような自営業者は掛け金の上限も高いのです）。

個人型確定拠出年金の一番のメリットは、節税である

年収1500万円の医師が、毎月2万3000円（3階部分がない法人に勤める医師の上限です）をiDeCoに拠出して、コンサバティブに年1%の運用をしたとしましょう。手数料、運用損益、その他の収入や控除の細かい計算は省いてざっくり考えると、1年間でだいたい12万円の節税になります。

たった12万円か……と思います？　12万円って大きいですよ。35歳から60歳までの25年間、iDeCoに拠出した場合、300万円の節税になります。300万円あったら何回か家族みんなで海外旅行に行けるんじゃないですか？　年収1000万円だとしても、年8万円の節税です。25年間、iDeCoに拠出したら200万円の節税になります。200万円あったら家族みんなで……えっ？　もういい？

iDeCoに拠出できる年額の上限ですが、3階建て部分のある公務員医師の場合は毎月1万2000円です。この場合、1年間で4～6万円ほど節税になります。25年間でどのくらい節税できるかは、皆さん計算してみてください。

開業医ではどうでしょうか。開業医は収入が多いので、多くのドクターが所得税と住民税の合計の税率が上限の55%に達しているはずです。自営業者の掛け金の上限である年81万6000円をiDeCoに拠出すると、年40万円強の節税になります。なんと、25年で1000万円の節税です。

とにかく確定拠出年金の最大のメリットは、この節税にあるのです。納める所得税と住民税を合法的に安くすることができるのに、それをやらないというのは、~~お金をドブに捨てている~~世のため人のために税金を余分に納めているのと同じです。「たくさん税金払ったって、どうってことねえよ」「ぜひ税金を1円でも多く納めたい」という方は、この制度を利用する必要ありませんよ。もちろん。

個人型確定拠出年金のメリットとして、「運用益が非課税」「老後の年金が増える」という面を強調する方もおられますが、その恩恵は微々たるものです。デリシャスなステーキの横についている、ポテトとニンジンのようなものに過ぎません。

図2 2018年、2020年改正による所得税の増税シミュレーション（対2017年）

	妻の収入／夫の収入	収入ゼロ	パート年収120万円	フルタイム年収201.6万円以上
2018年からパート年収120万円は配偶者特別控除が引き上げ。	年収700万円	変化なし	3.4万円減	変化なし
2020年から年収850万円超は給与所得控除額が引き下げ。	年収1000万円	3.0万円増	0.4万円減	3.0万円増
2018年から年収1220万円超は配偶者控除・配偶者特別控除がゼロに。	年収1300万円	12.2万円増	8.3万円増	3.5万円増
2020年から年収2620万円超で基礎控除が縮小、年収2720万円超でゼロに。	年収2800万円	40.4万円増	33.6万円増	25.2万円増

夫が勤務医、妻が専業主婦・パート・フルタイムの場合で、配偶者控除・配偶者特別控除、基礎控除、給与所得控除の見直しを反映。所得金額調整控除の対象（子育て中など）ではないものとする（対象であれば、「年収1300万円＆専業主婦」でも8.7万円の増税とやや緩和される）。

個人型確定拠出年金は税金が安くなる！　これが一番大事です。もうしつこいくらい書きましたね。課税所得が多く、所得税率が高い医師にとって重要なのは、控除をいかに積み上げるかです。生命保険料、住宅ローン、個人型確定拠出年金などなど、とにかく控除を積み上げること。これが節税への第一歩なのです。控除を知らずして節税を語るべからず！　です。

昨今、高額所得者への課税強化はどんどん進んでいます。97ページの図2を見てください。

男性のあなたが年収1300万円の勤務医だとします。奥さんは専業主婦です。お子さんがいない場合、2017年と比較して2020年度では年間12万円の増税になっています。

節税をどれだけ賢く行うかが問われる時代に来ているのです。

個人型確定拠出年金を始めるには専用の口座が必要

では、iDeCoの始め方を紹介します。

まず、個人型確定拠出年金を始めるには口座を作らなくてはいけません。この口座は、普通の銀行口座や、投資用の証券口座とは別モノで、全く一から開設しなければいけません。

個人型確定拠出年金の口座は、銀行や証券会社で開くことができますが、お勧めしたいのは運用期間中に支払うことになる手数料を低額に抑えることができる金融機関です。どの金融機関もiDeCo口座の獲得にしのぎを削っていますので、上位グループは横並びです（2020年3月現在は月171円で各社が横並び。ここには国民年金基金連合会などに支払う手数料も含まれており、銀行

は実質、手数料0円で受け付けている)。

口座管理手数料というのは毎月(毎年)払い続けるものですから、長く運用すればするほど重くのしかかってきます。できるだけ運用手数料が安いところで口座を開設するようにしましょう。

なお、お勤めの病院(職場)で既に企業年金が導入されている場合には、新たに個人型確定拠出年金には加入できません。よく分からない方は、職場の給与に関連する部門の人に聞いてみましょう。

職場に1枚かんでもらう必要があります

個人型確定拠出年金の口座を開設する予定の金融機関から資料が届いたら、自身の職場に「登録事業所番号」を書いてもらう必要があります。そう、職場に協力してもらわないと、この制度は使えないのです。あまり積極的にこの制度のことを勉強していない病院では、「個人型確定拠出年金? 何それ?」という返事が返ってくる可能性がありますが、そんな場合は、このコラムを見せて説明してあげてください(笑)。

個人型確定拠出年金の拠出は、自分自身がするか、病院(職場)がするか、の2通りがあります。後者の場合、拠出分が給料から天引きされ、職場の年末調整で処理してくれますので、確定申告などの手続きは必要ありません。しかし自分自身で拠出する人は、支払証明書を持って年度末に確定申告を税務署で行うか、年末調整のときに証明書を添付して職場に提出する必要があります。

なお、個人型確定拠出年金の拠出は、個人がするより病院(職場)がした方が、社会保険料が折半されて病院(職場)にもメリットがあります。ただ、そのことを知らない担当者も多く、「事務作業が面倒なので先生が勝手にやってください」と言われることも多いのが実態です。あー、もったいない。

どちらが拠出するかが決まったら、あとは資料一式を口座開設元へ郵送すれば、個人型確定拠出年金の口座が開くのを待つだけとなります。

個人型確定拠出年金の運用方法

さて、個人型確定拠出年金は拠出した時点で節税効果が得られるわけですが、その後、積み立てたお金をどのように運用するかは、拠出した本人に委ねられています。うまく運用すれば、積み立てたお金を2倍にも3倍にも膨らませることができるかもしれません。もちろん、それなりのリスクを伴いますけどね。

個人型確定拠出年金の運用にリスクを取るかどうかは、自分次第です。節税効果だけで十分、運用益は一切要らないという人は、預金と同じような元本保証型のプランを選ぶこともできます。例えばSBI証券では2020年3月時点で、元本保証型のプランとして、「あおぞらDC定期（1年）」「スルガ確定拠出年金スーパー定期（1年）」「スミセイの積立年金（利率保証型、5年）」「第一のつみたて年金保険（5年）」の4つを用意しています。もちろん利回りは非常に低いので、口座管理手数料負けする可能性が高いと思います。とはいえ、将来的に大きな損失を被るほどのマイナスにはならないので、リスクゼロを求める方は、元本保証型のプランでよいでしょう。だって節税だけで、大きなメリットを享受しているわけですからね。

ちなみに、全く個人的なことですが、私は個人型確定拠出年金を外国株で運用しています。私のメインの投資先は日本株なのですが（日本企業しか理解できないので）、年金のような超長期投資となると、日本の人口減は見過ごせない問題です。日本以外の先進国の株式や、少しリスクをとって人口が急増しているような発展途上国の株式で積み立てる方が、まだ運用益が出せる可能性が高いのでは、というのが私の考えです。

iDeCoは「原則として60歳になるまで資金を引き出すことはできない」という

投資なので、こういう考えに至るわけです。

逆に、選択してはいけないのは、信託報酬（手数料）が高い投資信託です。いわゆる「アクティブ投信」と呼ばれるもので、信託報酬が年1%以上と高めに設定されています。これとは対照的に「インデックス投信」と呼ばれる、市場全体の動きを表す代表的な指数に連動した成果を目指す、値動きが比較的ゆるやかな投資信託であれば、信託報酬は1%を切ります。長期に積み立てるわけですから、信託報酬の低いインデックス投信を選んだ方がよいと思います。難しい話は割愛しますが、信託報酬の分水嶺は0.6%前後だと思ってください。年0.6%以上の信託報酬を設定している投資信託で積み立てをすると、節税の恩恵は受けられても運用益の恩恵を受けることは至難の業でしょう。

手数料が高い金融機関と
信託報酬の高い投資信託は避けるべし

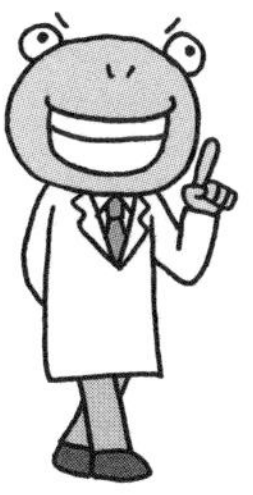

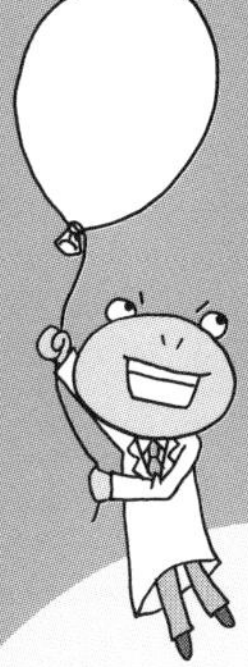

第3章

社会人デビューをしたら考える3つのこと

1

銀行口座とクレジットカードを見直そう

医師免許を取得し、大学を卒業して研修医として働くようになったら、毎月決まった給与が振り込まれることになる。このタイミングで初めて1人暮らしを始める人も多いだろう。家賃や水道光熱費を払うようになり、携帯電話代なども自前で工面するようになるかもしれない。

家計の独り立ちをしたら、まず最初に考えるべきなのが、「メインの銀行口座」をどこにするか。もちろん、学生時代から個人の銀行口座を持っている人が大半で、「仕送りが給与に変わるだけで、大きな違いはない」と考えている人も多そうだ。しかし、学生と社会人では銀行の活用頻度が大きく異なる。社会人デビューをきっかけに、自らが使いやすい「メインバンク」を決めておくと、後に家計のやり繰りが便利になる。

銀行口座は２つ持とう

既に家庭を持っている人はまた別の議論になるため、ここでは独身時代の銀行口座について解説する。独身の間は、2つの銀行口座をメインとして活用するのがお勧めだ。

勤務先（研修先）から指定の銀行口座を作らされるなどで、3つ以上の口座

を持つ人もいるだろうが、メインとして活用する2つの口座は以下のような役割分担をさせるとよい。

A口座:生活を維持するための口座
B口座:資産を形成するための口座

A口座は、毎月の生活費の出し入れをするところで、いわゆる「運転資金」のイメージだ(次ページ 図1)。自分で決めた額を毎月B口座から入金しつつ、家賃や水道光熱費、携帯料金、奨学金の返済などの定期的な引き落としを行う。クレジットカードの引き落とし口座もここにする。100万円程度を常に入れておき、B口座からの毎月の入金と出金を同程度にそろえるようにする。資産に余裕が出てきたら、常に入れておく額をもう少し増やしてもいいだろう。

B口座は貯蓄を行うところで、いわゆる「余裕資金」の扱いだ。給与の振込先はB口座にして、そこから毎月、一定額をA口座に振り込むようにする(後述する自動定期振り込みサービスを使う)。給与をもらった分だけ使ってしまうのではなく、生活費であるA口座に毎月、“お小遣い”を振り込むようにすれば、節約の意識が生まれやすい。家計が黒字なら、徐々にこの口座の残金は増えていくはずだ。後述するように、B口座は振込手数料やATMからの引き出し手数料が一定回数無料のところを選ぶ。よって、ATMから現金を引き出す場合は、B口座からにする(A口座も手数料無料なら、A口座から引き出してもよい)。

銀行のペイオフ(預金保護)が1000万円までなので、B口座の預金額は1000万円以内にするのが基本だが、むしろそこに到達する前に、B口座で外貨預金を始めたり、証券会社の口座にお金を移して投資を始めるなど、B口座を中心に自らの資産ポートフォリオを形成することをお勧めする。

社会人デビューのタイミングで一番移行しやすいのは、学生時代から持って

図1　A口座とB口座の役割

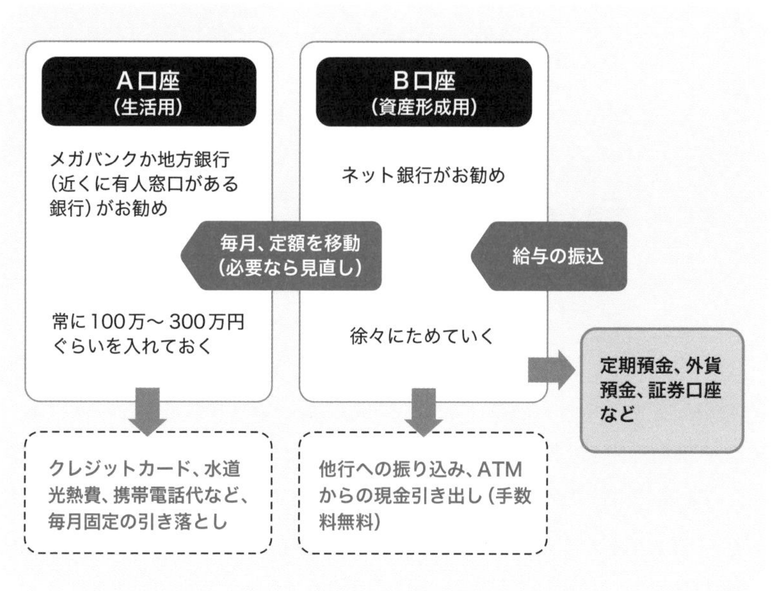

いる個人の銀行口座をA口座にする方法だ。恐らく、学生時代から自分名義で持っている口座は、ゆうちょ銀行のほか、三菱UFJ銀行、みずほ銀行、三井住友銀行などのメガバンク系、もしくは地方銀行が多いのではないだろうか。既に持っているクレジットカードや家賃などの引き落とし口座も、極力変えずに、そのままA口座として運用すればよい。

A口座に求める役割は、近くに有人窓口のある店舗があることなので、居住地に応じて選んでほしい。実店舗が多いと、様々な相談が可能になる。身近な例を挙げると、新券（ピン札）への交換は、メガバンクに口座を持っている人のみ実店舗に行けば10枚まで無料だ（ゆうちょ銀行は対応なし。地方銀行は対応しているところが多いが、口座開設の必要性、交換枚数などはそれぞれ）。また通常のATMでは、多額の現金を一度に下ろしたり振り込んだりすることができないが、銀行の有人窓口なら対応してもらいやすい。

メガバンクであれば問題ないが、あまりに規模の小さい地方銀行の中には、インターネット上で振り込みなどが可能な「インターネットバンキング」のサービスに対応していないか、サービスが貧弱なところがある。少なくともウェブ上で気軽に口座残高を確認できるところを選ぶべきだ。

ネット銀行は手数料と振り込みサービスで選ぶ

B口座は、楽天銀行やイオン銀行、住信SBIネット銀行、ソニー銀行など、「ネット銀行」と呼ばれる実店舗をあまり持たない銀行にするのがお勧め。ネット銀行はメガバンクよりもATM手数料や振込手数料、預金金利などがお得なことが多いからだ。また、インターネットバンキングサービスも充実していることが多い。口座を持っていない場合は、新規開設する。今は、窓口に行かずにネット上の手続きや必要書類の郵送だけで開設できるところがほとんどだろう。

B口座を開設するときに重視すべき条件は、(1) コンビニなどのATMで引き出し手数料が24時間無料、(2) インターネットバンキングで他行への振込手数料が無料、定期的に定額を振り込むサービスも手数料無料、(3) 系列に証券会社があるなど、資産運用を行うためのハードルが低い——の3点だ。(1) (2) に関しては、口座の預金額やサービスの使用状況に応じて会員ランクが決まり、それによって無料回数が決められることが多いが、ある程度のランクで月5回程度、無料回数が発生する銀行なら問題ないだろう。

(1) は、各コンビニATMの紹介ページで各銀行の手数料表が載っているので確認してほしい。コンビニのATMで24時間無料だと、飲み会前の夜や出張先で急に現金が必要になった場合でも手数料がかからないし、給料日後の銀行ATMにできる長蛇の列に並ぶ必要もなくなる。「コンビニが近くにない！」というへき地勤務の医師もいるかもしれないが、最寄りのATM(ショッピングモールでも銀行でも何でもいい) から無料でお金を下ろせる銀行口座の中に、ネット銀行はないだろうか。探してほしい。

（2）の振込手数料はかなり重要だ。今後、学会費や子どもの習い事の月謝など、「他行・他機関に振り込まないといけないお金」というものが次々に現れる。その際、毎回のように手数料がかかるのはとても損なので、他行への振込手数料が一定回数無料の銀行をぜひ選びたい。毎月、運転資金口座であるA口座に定額を振り込むことを考えると、「毎月○日に○円、この口座に振り込む」と設定するだけで自動で振り込んでくれる「自動定期振り込みサービス」にも無料で対応していることが条件になる。

（3）は将来、資産運用を行う際に改めて面倒な手続きをしなくていいようにするという理由からだ。系列の証券会社で金融商品を買うことで会員ランクがアップし、（1）（2）の無料回数が増えるようなネット銀行もあるので探してみてほしい。

メインの銀行口座をあえて2つ持つのは、メインバンクとネット銀行の良い部分をそれぞれ享受するという目的もあるが、もう1つ、自身の資産や収支の状態をざっくり把握するという目的もある。お金の流れを真面目に把握したければ家計簿を付ければよいが、正直「面倒だ」と思う人も少なくないはず。2つの口座に分けることで、

（1）B口座からA口座に毎月送金している額＝毎月コンスタントに使う額

（2）B口座が増えていく（減っていく）ペース＝資産がたまる（減る）ペース

（3）A口座の残金＝運転資金（維持しないといけない額）

（4）B口座の残金＝余裕資金（時期を見て投資に回すことも）

というように、お金の動きを把握できるのだ。

例えば（3）のＡ口座の残金が減ってきた場合、何らかの事情で毎月コンスタントに使う額が増えていることに気付ける。必要があれば（1）の送金額を増やさないといけないだろう。また、「投資をしよう」と判断したときも（4）のＢ口座の範囲で行うので、誤って（3）の運転資金に手を付けずに済む。

もちろん、これらの額は非常にアバウトなもの。しかし、分からないよりはずっとましだ。「運転資金＝Ａ口座」「余裕資金＝Ｂ口座」の色分けを何となく意識しながら、「生活費だけど、Ａ口座から振り込むと手数料が発生するから、手数料無料のＢ口座からにしよう」といった具合に、柔軟に運用する感覚でいい。

クレジットカードは「経済圏」を考える

次に考えるのはクレジットカード作りだ。学生時代に既に作っているカードがあるかもしれないが、社会人デビューを機に、改めてメインカードを３枚ぐらい選び直してもいいだろう。

クレジットカード選びに関しては、基本的に自分が「どの経済圏」にいるかが重要な要素になる。この経済圏というのは、自分がどのサービスを使って最も消費行動をとっているのかということ。例えば学会参加のために飛行機を使う機会が多い人は、日本航空（JAL）や全日本空輸（ANA）のマイレージ機能が付いたカードを所持すべきだろう。Amazonで買い物をよくする人は、Amazonポイントをためるべきだし、楽天派の人はそれが楽天ポイントになる。このほか、Ｔポイント、鉄道会社、スーパーマーケット、家電量販店のポイントなど、多種多様のポイントサービスの中で、メインの経済圏がどこか把握するのだ。

そして、そのポイントが効率的にたまるカードを探す。病院の先輩医師や指導医に「社会人になって何かクレジットカードを作りました？」などと聞くのも手。同じ職場の人間なら行動範囲や消費行動が似ているはずだからだ。

次のステップは、そのメインのポイントと提携している他社のサービスを探

すこと。例えば、JR東日本の「JREポイント」はある特定のカードを作ることでJALのマイレージポイントやビックカメラ（家電量販店）のポイントに移行できる。こんな要領で、できるだけポイントを1カ所に集約していくことが、ポイントの使い勝手を向上させるコツだ。財布の中に入れるカードを3つほど作れば、大体の経済圏をカバーできるだろう。

学生時代に作ったクレジットカードをそのまま使う場合は、限度額が10万円などと低く設定されていることがある。大きな出費も増えるため、取りあえず限度額を50万円ぐらいには上げておくのをお勧めする。また一部のクレジットカードは、デフォルトがリボルビング払い（リボ払い）になっているものがある。知らず知らずのうちに不必要な金利を支払わされることがあるので、注意しよう。

キャッシュレス決済を活用しよう

最近は楽天edyやSuica、ICOCAといった電子マネーだけでなく、スマートフォンを用いたQRコード決済など、キャッシュレス決済の手段が増えてきた。例えばNTTドコモ系列のキャッシュレス決済「d払い」とクレジットカードの「dカード」、ソフトバンク系列のキャッシュレス決済「PayPay」とクレジットカード「ヤフーカード」などの組み合わせで、キャッシュレス決済サービスへの入金をクレジットカード経由で行えば、ポイント還元率は高まる（2020年3月現在）。スマホ決済との相性でクレジットカードを選択するのも手だ。

クレジットカードで支払うことによるポイント還元率は最低でも0.5%だが、こうした系列会社サービスの組み合わせで使用したり、キャンペーンに参加したりすると還元率は5%程度にまで増えることがある。

スマートフォンのアプリに付属する電子クーポンも花盛りだ。これらの還元サービスをできるだけ活用するようにすれば、全て現金で定価で支払った場合と比べて3〜5%は還元できるだろう。年間300万円消費している人では9万〜15万円。結構バカにならない数字である。

狙え！ パワーカップル

パワーカップルというのは、「夫婦共働きで高収入」であることを指す現代用語です。ニッセイ基礎研究所は2017年に「夫婦ともに年収が700万円超」をパワーカップルと定義しました（定義は諸説あります）。この場合、全世帯の0.5%、共働き世帯の1.8%が該当します。

医師の場合、アルバイトなどもこなせば1人で年収1400万円超を達成することは可能です。そうすれば、「もう片方は専業主夫・婦」でも、パワーカップルになれると思うかもしれません。しかし、「年収700万円、年収700万円カップル」と「年収1400万円、年収0円カップル」は生涯収入の面で大きな差があるのです。

1つ目は所得税の額です。日本の所得税は累進課税ですので、給与所得が多いほど税率が上がります。年収700万円だと手取りが大体540万円なので2倍すると1080万円です。一方、年収1400万円だと手取りは約980万円で100万円ほどの差があります。2つ目は年金や退職金。働いていれば厚生年金など、国民年金に加算される年金額が増えますし、正社員を続けていれば退職金もあるはずです。このほか、住宅ローン減税などの面でも共働きは有利です。

作家の橘玲氏が書いた『専業主婦は2億円損をする』（2017年、マガジンハウス）は、タイトル通り、専業主婦の家庭と共働き家庭を比較した生涯収入について様々な統計データを出しながら解説した本です。医師の場合、多忙で家を空ける時間が長くなるため、「パートナーには家にいてもらいたい」と思う人が多いのも事実でしょう。ただ、家計面も踏まえて判断したいと考えるのであれば、同書（2019年に新書も出ています）を手に取ってみてはいかがでしょうか。

2

医師が入るべき保険、入らなくていい保険

社会人になると多くの人が加入を検討する「保険」。生命保険文化センターが行っている「2018年度生命保険に関する全国実態調査」によれば、かんぽ生命を含む民間の生命保険に加入している世帯は79.1％。世帯主が29歳以下の人に限っても72.2％が加入しているという。

各種特約の加入状況を見ると、民間の生命保険に入っている人のうち、「医療保険・医療特約」への加入は88.5％、「がん保険・ がん特約」は62.8％、「通院特約」は35.0％などとなっている 図1 。

図1 各種保険・特約に入っている割合（民間保険加入世帯が対象、複数回答）
（出典：「2018年度生命保険に関する全国実態調査」）

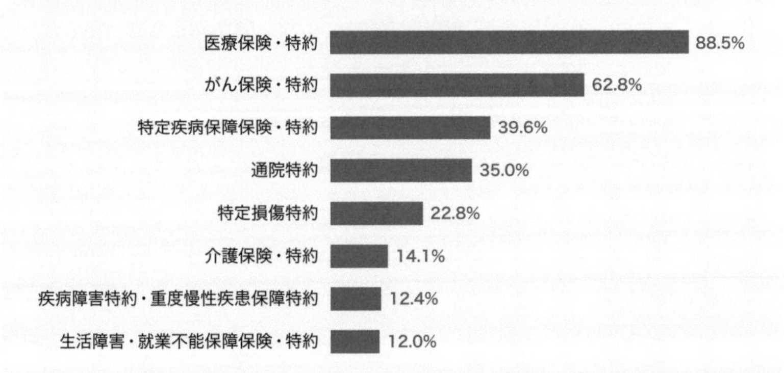

これらの結果を見てどう感じるだろうか。「意外とみんな保険に入っているなぁ」「特約も結構付けているのか」という感想を持つ人が多いはずだ。最近は絶滅危惧種になりつつあるが、生命保険の外交員（「生保レディー」「保険のおばちゃん」とも）にこうしたデータを示されると、「自分も入らなきゃ」と焦る人が出てくるかもしれない。

だが、ちょっと待ってほしい。本当に保険に入る必要はあるのだろうか。まず考えてもらいたいのが、あなたの収入に依存している人は何人いるのかということ。ゼロ人であれば、生命保険に入る必要はない。ここまで言い切るのは適切ではないかもしれないが、少なくとも、毎月支払う保険料の分、貯蓄や資産運用に回す方が、将来の備えにつながる確率が高いと考えられる。

テレビコマーシャルなどで、「がん保険に入っておいてよかった」といった個人の体験談を聞いたことがある人は多いだろう。もちろん、そういう人もいるはずだ。ただ、その裏に「がん保険にお金を使わず、他のことに備えておけばよかった」という人もいるはず。これはあくまで確率の話だ。

ちなみに、先の「2018年度生命保険に関する全国実態調査」には必ず確認しておきたい“前提条件”がある。それは、この実態調査が「世帯員２人以上の一般世帯」を対象にしているということ。つまり結婚している夫婦か２世代以上いる家庭が対象で、世帯員の中の誰かが加入していれば「加入」にカウントされる調査になっている。

ちなみに2015年時点で25〜29歳の未婚率は男性72.7％、女性61.3％だ。「29歳以下の72.2％が保険に加入している」と言われても、大多数を占める独身者の実態は反映されていないのである。

保険はどういうリスクに備えるもの？

こうした状況を踏まえた上で、まず保険の基本に立ち返ってみよう。有名なのが「リスクのマトリクス」と呼ばれる図だ。

図2 リスクのマトリクス

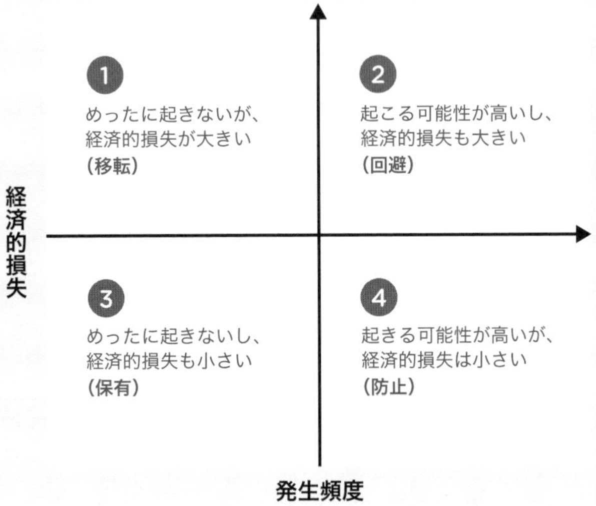

4つのエリアは次のように分けられる**図2**。

（1）：めったに起きないが、経済的損失が大きい（移転）
（2）：起こる可能性が高いし、経済的損失も大きい（回避）
（3）：めったに起きないし、経済的損失も小さい（保有）
（4）：起きる可能性が高いが、経済的損失は小さい（防止）

最初に結論を言うと、4つのエリアのうち保険に頼るべきなのは（1）の「起きる確率は低いけど、起きたら人生が転覆しかねないほどの経済的損失を受ける」リスクだけ。この領域は自らの貯蓄だけでは対応できないことから、保険を活用して損害リスクを保険会社に「移転」することが合理的な選択になる。

例えば、生命保険でいえば「死亡保障や就労不能保障」が（1）に当たる。自

動車保険の「対人賠償・対物賠償」やマイホームの火災保険もこの領域。医師でいえば後述する「医師賠償責任保険」もここに該当する。生命保険でいえば、特に若い人ほど貯蓄が少ないため、死亡や就労不能による損失は大きいだろう。ただ、死亡が経済的損失になるのは、残された家族がいる場合に限る。

次に（2）の「回避」領域はどうだろうか。経済的損失が大きい事故が高い確率で起こるような領域には、基本的に保険が存在しない（多額の損害補填金が発生するのが目に見えているので、保険会社にとっても商売にならない）。例えば、武力紛争地帯に渡航する人が海外旅行保険に入ろうと思っても、細則でカバー対象外にされているはずだ。この領域のリスクを減らすには、まずは足を踏み入れないように「回避」することが第1選択になる。

医療費は経済的損失が少ない

めったに起きずに経済的損失も小さい（3）の領域は、「もしかしたら起きるかもしれない」という不安で思わず保険に入ってしまいがちな部分。ただ、この領域は、自腹でリスクに備えるようにする（保有）のがベストだ。医療保険（特約）やがん保険（特約）の多くはこの（3）に属する。

医療保険やがん保険が（3）に属する理由は、日本には「高額療養費制度」というありがたい制度が存在し、医療費が高額になった場合は給付金が出るからだ。この制度は複雑だが、単純化すると「どんなに医療費がかかっても、平均的な年収の人はひとまず月上限8万円強の自己負担で済み、高収入の人は1カ月15万～25万円くらいの自己負担で済む」というもの。健康保険組合に加入していれば、病気やケガで休んだときに傷病手当金（給与のおよそ3分の2）も受けられる。つまり、病気やケガなどが発生しても自己負担はそれほどかからないのだから、よほど貯蓄がない人でない限り、自らの貯蓄で対処した方がよいということになる。

唯一、何年にもわたる長期入院のリスクだけは（1）に属すると考えられるが、

多くの保険の「入院特約」は保障期間が2～3年に制限されているため、あまり使えない。むしろ多くの場合、シンプルな生命保険（死亡保険）でも、給付金の支払い対象として死亡だけでなく「高度障害状態」が含まれているので、長期入院のリスクはシンプルな生命保険だけでほぼカバーされているともいえる※。

※突き詰めると、シンプルな生命保険だけでカバーされないのは、うつなどの精神疾患で長期に働けなくなるリスクぐらいか。ただ、これは生活保護などのセーフティーネットに頼るしかないだろう。

次の（4）の「防止」カテゴリーは、損害は小さいが起きる確率が高いので保険の掛け金が高くなりやすい。例えば、「持病があっても入れる医療保険」「80歳代から入れる生命保険」などがこれに該当する。まず大事なのは、起きる確率を自ら下げる努力をする（防止）こと。その上で、高い掛け金を払うぐらいなら、その分を貯蓄に回した方がよい。

若手向けの本書としては完全な余談だが、「80歳代から入れる生命保険」が売れる理由の1つは、この保険が「給付金で葬式だけでもあげてくれ」という残された家族へのメッセージの役目を果たしているから。もはやそれは保険ではなく信託銀行の領域だろうという気もするが……。世の中は理屈ばかりで成り立っていないのである。

保険というものは、よほどのまれな現象が起こらない限りは、保険を支払う側が損をする（保険会社が得をする）構造になっている商品だ。保険会社も利益を上げないといけないし、「保険のおばちゃん」や保険会社の社員を養わないといけない。保険というのは、損することを織り込んだ上で、それでもリスクを移転したいときにだけ加入するものだと考えてほしい。

将来的には保険を“卒業”

この「リスクのマトリクス」は自分の年齢や収入、“守るべきもの”の存在で変わり得ることも意識したい。例えば、親と別の家計で暮らす独身のAさんが生命保険に入るべきか考えてみよう 図3。現時点で収入に依存しているのはAさん

だけ。その場合、Aさんが亡くなっても経済的に困る人はいない。そうなるとAさんの死亡保障は（3）の「めったに起きずに経済的損失も小さい」領域になるため、生命保険に入る必要はないと判断できる。

次にAさんが結婚したらどうか。結婚相手であるBさんが経済的に自立していたら（3）のままである。もしパートナーが専業主夫・主婦なら、ここでようやく（1）に移動する。AさんとBさんが共働きなら、子ども（Cちゃん）の出産がAさんの収入に依存する人が初めて現れるタイミングだろう。ここで生命保険への加入を検討すべきだ。

それから15年たち、Aさん・Bさんの貯蓄が2000万円まで増えたらどう考えればいいだろうか。そろそろ生命保険の死亡保険金を下げていってもいいかもしれない。ある程度のリスクを保有資産でカバーしながら、カバーしきれないリ

図3　貯蓄や家族の状況でリスクは変わる

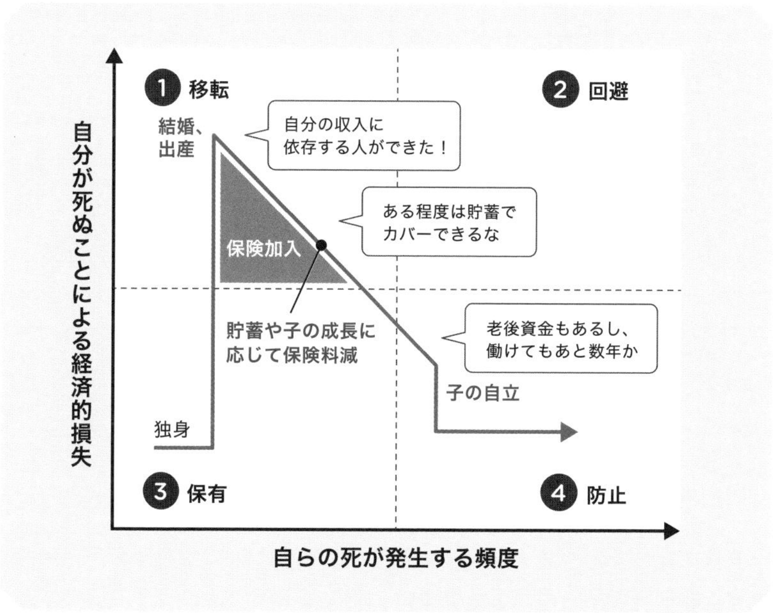

スクを保険会社に移転する「保有・移転のハイブリッド」で備えることになる。

さらに10年がたち、子どものCちゃんが就職して経済的自立を果たしたら、Aさんの死亡による経済的損失はまた小さくなる。そのころにはAさんも年を重ね、持病も増えてきて支払う保険料が随分上がっているはず。つまり（4）「防止」のカテゴリーに入りつつある。ここまで来れば生命保険で死亡に備える必要はない。リスク管理の上では健康の維持に努めるのが正解なのである。

保険は万能ではない。例えば医療保険は入院・手術などのイベントがないと給付金を受け取れず、自宅療養は対象外なことがある。一方、資産（現金）に余裕があれば、様々なリスクに備えることができる。

ここまでの考えをまとめると、多くの医師が共通して入るべき保険は、シンプルな死亡保障が付いた生命保険、自動車保険（自転車保険）の対人・対物賠償、マイホームの火災保険・地震保険、後述の医師賠償責任保険ぐらいだろう。その他の保険、および各保険の特約は、そのカバーするリスクがどのカテゴリーに入っているのか見極めた上で加入を検討してほしい。

そして、生命保険や火災保険などは掛け金の額を定期的に見直していくべき（基本的には下げていくべき）ことにも注意したい。保険料の安さや、掛け金を見直す際に気軽に申し込みができることなどを踏まえると、インターネットを通じて申し込みや変更手続きが完結できる保険会社を選ぶべきだろう。加えて、特約などを付けないシンプルな形で、毎月の保険料を見比べ、最も安い保険会社と契約するとよい。

医師特有の保険「医賠責」には入るべき？

勤務医にとって、個人の医師賠償責任保険（医賠責）に加入するかどうかは判断に悩むところだ。最初に迷う場面はおそらく、研修医になったばかりのタイ

ミングではないだろうか。

臨床研修協議会がまとめている「臨床研修病院ガイドブック」には、各病院の医賠責に関する考え方が載っている。「個人の加入も必要」と断言している病院も多く、加入費用を補助してくれるところもある一方、「不要（任意保険への加入は自由）」とするところもある。中には、「病院が法人として加入している医師賠償責任保険の特約で『勤務医師包括担保追加条項』（勤務医師個人が責任を問われた場合の補償）に加入しているので、医師個人で医師賠償責任保険に加入する必要はない」と丁寧に説明している病院も存在する。

研修医のときは病院の方針に従うとして、その後はどうか。

「医療事故を起こしても、入っていなくて困ることはあまりないものの、“安心料”として加入しておいたらどうか」。これが結論になる。

２億円プランで保険料は年間５万円程度

医師個人が加入する医賠責には、日本医師会（日医）を通じて加入するものと、日医以外の民間の医賠責の２種類がある。いずれも、訴訟で負けた場合だけでなく、裁判上の和解や裁判外の示談までカバーされる。

日医医賠責の補償上限は１事故につき１億円だが、民間の医賠責は5000万円、1億円、２億円、３億円などから選べることが多い。民間の医賠責の保険料は1億円プランで年間4万円、２億円プランで年間５万円程度。一方、日医医賠責は日本医師会の会費の中に含まれており、医師会費は研修医が年間1万5000円と激安だが、研修医を終えると３万9000円、31歳以上は6万8000円（いずれも2020年２月現在）と段階的に値上がりする仕組みだ。

日医医賠責の特徴としては、「免責100万円」が設けられていることが挙げられる。これは示談金100万円までの軽微な医療事故は補償の対象外にすると

いうこと。この100万円部分を埋める保険も存在し、年会費は4000円程度。都道府県医師会などが運営している。

医賠責に入るメリットを整理しよう。医療過誤で勤務医が訴えられる場合、以下の3パターンがある。

（1） 勤務先の病医院の開設者と「共同被告」として訴えられる
（2） 勤務医だけ訴えられる
（3） 勤務医と開設者が別個に訴えられる

（1）のケースで敗訴した場合、勤務医が個人の医賠責に入っていなければ、医療機関が加入している医賠責で損害賠償の支払いが賄われる。勤務医が個人の医賠責に入っていると、医療過誤の状況にもよるが、大体2〜3割が勤務医の責任として分配され、個人医賠責から一部の賠償金が支払われるのが相場だ。（1）で勤務医の医賠責加入のメリットが生じるのは、医療機関の医賠責だけでは損害賠償額を賄いきれない場合。例えば、病院の医賠責の補償上限が1億円で、1億2000万円の損害賠償が命じられた場合、勤務医が個人で加入していれば両者の保険で賠償に対応できる。

（2）のパターンでは、勤務医が敗訴した場合、医賠責に加入していなければ、損害賠償の支払いはすべて“自腹”となる。

（3）のケースで医療機関、勤務医ともに敗訴した場合、医療機関が加入している医賠責が勤務医の損害賠償分もカバーする内容（「勤務医師包括担保追加条項」の特約に加入している状態）になっていなければ、勤務医は自らの損害賠償金を支払わなければならない。

ただ、よほど「医師憎し」の感情を患者に与えない限り、勤務医が訴えられる場合は（1）の共同被告となるため、（2）や（3）のケースは、それほど考えなくてもよいだろう。訴える側からしたら、最も多くの賠償金を取れる可能性があるのが（1）だからだ。

まとめると、医療機関が加入している医賠責のカバー範囲を超えるような賠償請求が起きた場合、個人の医賠責に加入しているメリットを得られるということになる。

個人の医賠責のメリットは他にもある。それは医療過誤を実際に起こしてしまったり、自覚がなくても患者から「事故があった」とクレームを受けたときに、保険会社が相談窓口としての機能を果たしてくれる点だ。医賠責には、自動車保険のように保険会社が示談交渉までしてくれるサービスはないが、保険会社に相談することで事故状況の調査が行われ、必要があれば弁護士の紹介なども受けられる。

前述した日医医賠責の「免責100万円」を埋める都道府県医師会の保険などは、前述の「リスクのマトリクス」にある（3）「めったに起きないし、経済的損失も小さい」領域の補償だが、相談窓口としての機能を考えれば加入するメリットはあるだろう。

いくらのプランに加入する？

医療訴訟の多くは賠償額（示談金も含む）が数十万円〜5000万円の間に収まる。1億円を超えるケースは珍しく、2億円を超えるなんてことはほぼない。「裁判が長期化し、遅延損害金も含めると……」ということまで心配すれば、2億円を超えるリスクが完全にないとは言い切れないが、それでも勤務医の責任は2〜3割が相場。そうなると、「2億円プラン」に入る意味はほとんどないとも言える。もちろん、「万が一のリスクに備える」という意味では、“安心料”として2億円プランもあり得る。診療内容や診療科によってもいくらのプランに加入すべきかは変わるだろう。

なお、医賠責に加入する際は、「事故発見日ベース」なのか「賠償請求日ベース」なのかを確認したい（次ページ図4）。日医医賠責は賠償請求日ベースで、民間の保険は事故発見日ベースと賠償請求日ベースの両方のパターンがある。前

図4 「事故発見日ベース」と「賠償請求日ベース」

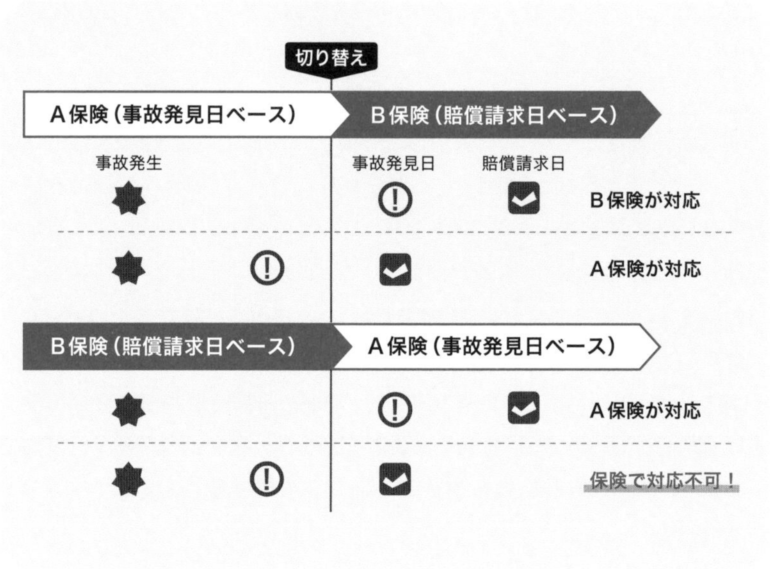

者は、事故発見日（医療行為によって患者に障害が残ったなど、医師が事故の存在を知った日）に保険に加入している必要があり、後者は賠償が請求された日に保険に入っていればよい。気を付けたいのは保険を別のものに切り替える場合。「事故発見日ベース」の保険から「賠償請求日ベース」の保険に切り替えても全ての期間がカバーされるが、逆のパターンだと保険未加入の時期がどうしても発生する（切り替え前の保険会社に事故内容を通知しておけば対応可能な場合もある）。

もし医療事故を起こしてしまい、患者から示談を求められたらどうすればよいのだろうか。いくら医賠責に入っていたとしても、患者との間で勝手に示談交渉をしてしまうと保険金は支払われない。事故を起こしたり、患者から訴えがあったりした時点で、まずは保険会社や、日医医賠責の場合は地方医師会の窓口に通知し、判断を仰ぐべきだ。

お金を
もっと知る

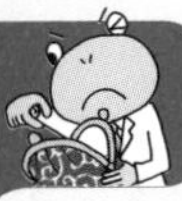

「自分」という資産価値

若者向けの資産づくりの話になると、よく登場するのが「自分という資産価値」という話題です。

不動産投資を例に取ると分かりやすいのですが、仮に賃貸用住宅を１棟、新築で購入したとします。毎年、賃料収入を得ることができる半面、不動産としての価値は徐々に落ちていきます。不動産としての価値を毎年削りながら、現金化しているということです。豪華な内装だったり、便利な立地にあったりすれば賃料は上がるでしょう。劣化しにくい建材を使い、定期的にリフォームをすれば、年月がたっても賃料は下がらず、長期的に収入を得ることができます。

「自分」という資産も同じです。働くことで毎年、収入を得るというのは、自分という資産を削りながらそれを現金化しているということです。“削る”という表現はやや生々しいですが……。

年を取れば自分の資産価値が目減りするのも、住宅と似ていると考えれば理解できるでしょう（だから、生命保険の保険金は年を追うごとに下げるべきなのです）。一方、優れた能力を発揮できる人（豪華な内装）や、ニーズの高い仕事をできる人（便利な立地）は収入が上がります。つまり、自己投資をすれば資産価値が高まるというわけです。併せて、長く働けるような体力作りや、定期的な精神面のリフレッシュも、資産価値の目減り速度を遅らせるという意味で非常に大切です。

医師免許を取得したばかりの人を住宅に例えるなら、新築ほやほやで内装工事も完了していない「スケルトン状態」でしょうか。自分という資産価値を高めつつ、健康面のメンテナンスも行いながら医師人生を歩んでいってほしいものです。

3

嫌いになると損をする「税金」のカラクリ

国民の3大義務の1つである納税。汗水働いて得られた収入の一部をお上に取られてしまうのだから、「税金が大好き」なんて人はいないだろう。

しかし！ である。社会人（特に医師）が税金を嫌いになり、見ないふりをするのは非常に危険なこと。その上、損をするリスクだって高い。税金のことを多少は気にかけた方がいい理由は、次の4つだ。

- □ きちんと申告すれば戻ってくる税金がある
- □ 知識不足や手続きが面倒で税金の滞納や申告漏れがあると、罰則的な追加納税を課せられる
- □ 高収入の医師は、税務署からの税務調査を受けやすい
- □ 税金の仕組みを知らないと「節税しませんか」というセールストークに引っかかりやすい

上から順に説明していこう。

まずは「きちんと申告すれば戻ってくる税金がある」ということについて。そもそも、図1のような人たちは、毎年2〜3月（2020年は例外的に4月まで）に行われる所得税の確定申告を必ず行わなくてはならない。

図1 所得税の確定申告が必要な人（給与所得ありの場合、主な条件を抜粋）

（1）給与収入が2000万円超の人

（2）給与を1カ所から支払われていて、それ以外の所得が20万円超の人

（3）給与を2カ所以上から支払われていて、年末調整されなかった給与収入と、その他の所得の合計が20万円超の人

（4）同族会社の役員や親族で、その同族会社からの給与のほかに貸付金の利子、店舗・工場などの賃貸料などの支払いを受けている人

（5）災害減免法による源泉徴収税額の徴収猶予や還付を受けた人

（6）給与から源泉徴収をされていない人（大使館勤務や家事使用人）

勤務医が該当するとすれば、多くは（1）～（3）だろう。勤務先の医療機関だけで給料を受け取っている場合、給与年収が2000万円以下なら自分で確定申告をする必要はない。通常、扶養家族の数と給与額に応じて、毎月の給与支払いのタイミングで税金が天引きされており、12月には年末調整が行われて納税が完了する。

ただ、もし他院でアルバイトをしていれば、（3）「年間収入額が20万円を超える」のではないだろうか。2カ所以上のバイト先の合算で20万円を超える場合も該当する。こういう人は確定申告をしなければならない。

このとき、ぜひ頭に入れておいてほしいのが、確定申告によって払い過ぎた税金が戻ってくる可能性があること。これはバイト先では主たる勤務先よりも高い税率が適用されており、あらかじめ多めに税金が天引きされているためである（次ページ**図2**）。

主な勤務先とバイト先の収入状況によっては、逆に税金が多く取られてしまうケースもあるが、確定申告をすることで大抵は「戻ってくる」と考えてよい。特に、主たる勤務先では給与が低く、バイト先でそれなりに収入を得て生活している人は、税金が戻ってくる可能性が極めて高いとみていいだろう。大学医局の

図2 課税対象額30万円で天引きされる税金額（2019年分、独身者の場合）

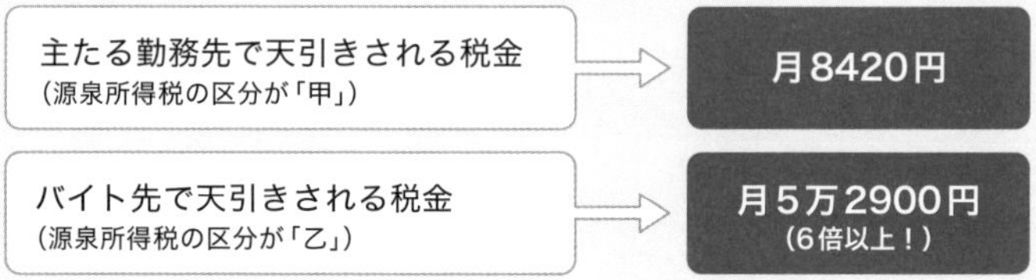

※この差額が戻ってくるわけではなく、合計収入や各種控除などを踏まえて計算される。

医師などは多くがこのパターンに該当するのではないだろうか。

ちなみに、税金の申告漏れがあり、それを税務署が認識した場合は追加納付を求められるが、税金の還付漏れがあっても事実上、罰則がない上、税務署がそれを認識したとしても、基本的に何の連絡もしてこない。払い過ぎた税金を取り戻すには、自ら動かないといけないのだ。

この他、申告すると税金が戻ってくる可能性がある主な項目は以下の通り。

●住宅ローン控除

正式名称は「住宅借入金等特別控除」。個人が住宅ローンなどを利用して、マイホームの新築、取得、増改築などを行った場合、ローンの年末残高の合計額などを基に算出した額を所得税額から控除できる。

●医療費控除

自分や生計を一にする家族のために支払った医療費の自己負担分が年10万円を超えた場合、所得控除を受けることができる。治療費や薬剤費、入院費、介護費、通院費、鍼灸師の施術代、不妊治療の費用、妊婦健診の費用などが対象になる。ただ、健康診断や人間ドック、ワクチン接種、美容整形、歯石除去などの費用は対象外。次の「セルフメディケーション税制」と、どちらか片方しか適用できない。

●セルフメディケーション税制

健康の保持増進および疾病の予防（ワクチン接種など）を行っている人が一般用医薬品（OTC医薬品）を年間1万2000円以上購入すると、超えた分の所得控除を受けられる（最大で8万8000円）。なお、申告手続きの煩雑さと還付額の少なさから、この特例を利用している人は極めて少ない。

●保険料控除

社会保険料控除、生命保険料控除、地震保険料控除がある。社会保険料は給与から天引きされているはずなので、控除額を申告する必要はないが、生命保険、地震保険に入っている場合は年末調整の際に申告、もしくは確定申告の場で申告することで控除を受けられる。

●小規模企業共済等掛金控除

確定拠出年金や小規模企業共済の掛け金、心身障害者扶養共済制度の掛け金などを支払った場合には、その「全額」の所得控除を受けられる。93ページの個人型確定拠出年金（iDeCo）を行っている場合は、ここで申告しないと節税メリットを享受できない。

●寄付金控除

84ページのふるさと納税を行い、「ワンストップ特例制度」を利用していない場合は、ここで控除の申告を行う。このほか、「特定寄付金」に該当する寄付なら、原則として5000円を超える金額を所得から差し引ける。対象となる寄付先は、国や自治体、大学や日本赤十字社、政党の政治資金団体、認定を受けたNPO法人など多岐にわたる。

●雑損控除

自然災害や火災、盗難、横領によって資産の損害を受けた場合は、一定の金額の所得控除を受けることができる（災害減免法による所得税の軽減免除という特例もあるので、有利な方を選ぶこと）。火災保険などの保険金が下りた部分は対象外。詐欺や恐喝による被害も対象にならない。支出金額の領収書な

どを添付・提示する必要がある。

これらに加えて、若手医師にはあまり関係がないかもしれないが、マイホームの売買による損益に関する所得税優遇策もある。具体的には、譲渡益を課税対象から除いたり、譲渡損失について、給与と相殺したりすることが可能だ。また、株式や投資信託などで損失を出したときに申告をしておけば、翌年以降3年間、利益が出たら過去の損失分を控除できる。これらの税制は毎年見直される上、時限措置が設けられることもあるため、確定申告前に必ず確認してほしい。

出て行く税金

一方、申告することで税金を追加で納付しなければならないケースもある。医師の場合、その代表格となるのが、製薬会社からの講演料や医学雑誌からの原稿料だ。(2)の「給与を1カ所から支払われていて、それ以外の所得が20万円超の人」に該当すれば確定申告が必要になる。

これは「税金の還付」と異なり、もし申告漏れがあろうものなら税務署は見逃してくれない。もちろん、「小さな申告漏れ」がスルーされる場合もあるが、それは単に税務調査の対象になっていないだけ。製薬会社からの講演料や出版社からの原稿料が発生した場合、企業は「支払調書」という「誰に何円の報酬を支払ったか」という記録を支払先のマイナンバーも含めて税務署に提出している。企業から個人へのお金の流れは基本的に捕捉されていると考えるべきだ。
なお、確定申告の時期の前になると、企業から支払調書の控えが送られてくるが、実はこれは慣習であって義務ではないため、送付をやめる企業も出てきている。その場合は報酬をもらった側が受取額などを記録しておき、正確に申告しなくてはならない。「支払調書が来ていないから確定申告をしなくていい」わけではないことにはくれぐれも注意したい。

講演料や原稿料は、所得の中で「雑所得」に分類され、総合課税の対象(給

図3 所得税法における所得の分類

(1) 利子所得
(2) 配当所得
(3) 不動産所得
(4) 事業所得
(5) 給与所得
(6) 譲渡所得（長期・短期）
(7) 山林所得
(8) 退職所得
(9) 一時所得
(10) 雑所得

与収入などと合算され所得税が課せられる）となる。前もって徴収されている源泉徴収は10％程度（2020年現在、復興特別所得税を含めて10.21％）と低いため、通常は確定申告をすることで追加納税することになる。払わなければならない税金なので、これぱかりはあきらめるしかない。

ただし、一口に20万円といっても、給与の場合は「収入20万円」なのに対し、講演料や原稿料は「所得20万円」。つまり、その収入を得るのに必要な経費を差し引いた金額で判断する。例えば、その年に購入したパソコンやタブレットなどで講演の資料作成をしていれば、講演料の経費として計上できる。

この必要経費の計算方法は、所得税法で10種類あるどの所得に当たるかで違ってくる 図3。講演料や原稿料のような雑所得では、収入から必要経費をそのまま引き算すればよいが、競馬の払戻金や懸賞の賞金などの一時所得では、収入からそれを得るために支出した金額を引き、さらに最高50万円の特別控除額を差し引くことができる（さらにその半額が課税対象になる）。

（1）～（8）までの所得は字面で何となく内容が想像できるはずだが、雑所得と一時所得の違いは分かりにくいので、次ページの 表1 を見てほしい。

雑所得に該当する主なものとしては、講演料、原稿料などのほかにフリマアプリでの収入やアフィリエイト収入などがある。仮想通貨の売買で得られた収入も同様で、これらは全て総合課税の対象だ。

なお、FXや先物取引は雑所得に分類されているが、株や投資信託の取引と

表1 雑所得と一時所得の違い

	雑所得	一時所得
内容	他に分類することのできない所得全て	「一時的」に得られた臨時収入
例	**(1) 事業的規模を除く副収入** ・講演料、原稿料、印税(作家以外) ・フリマアプリやインターネットのアフィリエイト収入 ・友人への貸し付け利子 **(2) 公的年金** **(3) FXや先物取引、仮想通貨(FXと先物取引は申告分離課税、仮想通貨は総合課税**	・懸賞金(賞品含む) ・競馬、競艇の当選金 ・生命保険の一時金・損害保険の満期返戻金 ・法人からの贈与金品(抽選で当たったポイントなど。業務に関して受けるものは除く) ・遺失物拾得者や埋蔵物発見者の受ける報労金
課税対象額	収入額−必要経費(年金は公的年金等控除額)	(収入−支出−特別控除額50万円)×1/2
経費・支出	認められるが、事業所得と比べると範囲は狭い	認められるが、雑所得より範囲は狭い(競馬では当たり馬券の購入額のみが経費に該当し、外れ馬券の購入額は経費にできない)

同じく分離課税(給与収入などにかかわらず、一律で20.315%〔所得税15%、住民税5%、復興特別所得税0.315%〕)で税額が計算される。

一時所得は、懸賞の当選金や競艇、競馬などのギャンブル収入、生命保険の一時金、法人からの贈与金品などが当てはまる。ふるさと納税の返礼品も贈与金品に該当するため一時所得の対象だ。ふるさと納税だけで一時所得の申告対象(50万円超)になるのは、167万円超寄付した場合(返礼品の価値の目安である納税額の3割以下で計算)。さすがに1年間でこんなに寄付する人はいないはずだが、ギャンブル収入など他の一時所得と合わせて年間50万円を超えるケースは出てくる可能性があるので、注意したい。

最近は「ポイ活」という言葉が生まれるほど、換金性の高い様々なポイントが企業から付与される。このポイントも個人の収入といえば収入だが、確定申告

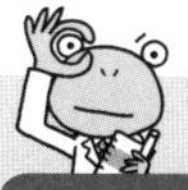

MEMO

なぜ富裕層は仮想通貨に投資しなかったのか

数年前、ビットコインなどの仮想通貨投資バブルがあったころも、実は富裕層の人たちは仮想通貨の投資に消極的でした。その理由は、仮想通貨の売買で得られる収入が雑所得に分類され、自らの給与収入などと合算して所得税を徴収される「総合課税」の対象とされたからです。

総合課税だと、高収入な人（課税所得が4000万円超）はいくら仮想通貨の売買でもうけても、利益の最大55%（所得税＋住民税）を税金で取られてしまいます。こんな厳しいルールの中でリスクの高い投資をするよりは、FXや先物取引、株や投資信託など、分離課税（20.315%）の金融商品に投資した方がマシだと判断されていたのです。

の必要性は状況によりけりなので注意してほしい。

国税庁のサイトによれば、「代金に応じて付与されるポイント（代金の5%還元など）」は、値引きと同様の行為なので利益には当たらず、確定申告の必要はないとされている。ただし、「ポイント付与の抽選キャンペーン」に当選するなどして臨時・偶発的に取得したポイントは一時所得の対象だ。

なお、同サイトでは、質問やアンケートへの回答など、「役務提供の対価」として付与されるポイントについては雑所得に当たるという見解も示している。ポイントが付与される経緯は様々で、それぞれの明確な切り分けは難しいため、どの所得で申告すべきか迷ったら税理士などに確認するとよい。

ちなみに宝くじの当選金は非課税だ。また、離婚などで相手から得た損害賠償金も非課税となる。

患者の謝礼金も雑所得になる！

最近はかなり減ってきているようだが、これからの医師人生、患者から“袖の下”をもらう機会があるかもしれない。この謝礼金は確定申告をする必要があるのだろうか。まず大前提として、医師は倫理的にはこうした謝礼金を受け取るべきではない。ただ、強引にポケットに現金入りの封筒をねじ込んでくる患者や、受け取りを拒否すると、「私の気持ちをないがしろにするつもりか！」と怒り出す患者も現実にいるようなので、問題はそう単純ではない。

さて、もし謝礼金を受け取ってしまった場合、確定申告や税の納付が必要になるかどうかは、それが「贈与」なのか「所得」なのかによる。患者にもよりけりだが、“袖の下”は封筒に2〜5万円入っているのが相場。これが「贈与」になるのであれば、社会通念上相当と認められる範囲で非課税となる。お歳暮、お年賀、お年玉、結婚式のご祝儀などで発生する金銭のやり取りと同じ扱いだ。

しかし、患者からの謝礼金は税務署から「医師の職務に関連した付随収入である」とみなされるのが一般的。つまり、所得（雑所得）として申告しなければならず、他の雑所得と合わせて年20万円を超える場合は確定申告する必要がある。とはいえ、この謝礼金の存在を税務署が捕捉するのは現時点では難しそうだが……。ちなみに開業医の場合は、事業所得（医療機関のもうけ）として計上しなければならない。

患者からの謝礼金の受け取りで注意したいのが、国公立病院の勤務医で「公務員」に該当する人。これらの人は、謝礼金を受け取ることそのものが法的に禁じられている。

医師をはじめとする国家公務員が守るべき規範である「国家公務員倫理規程」第5条には「職員は、利害関係者に該当しない事業者などであっても、その

図5 **無申告加算税**

申告漏れの額が…

50万円までは、納付すべき税額に対して15%増し

50万円を超える部分は20%増し

※ 税務調査の前に自主的に申告すれば5%増しに軽減。調査の事前通知の後に自ら納付した場合は、50万円までは10%、50万円を超える部分は15%増しになる。仮装・隠蔽があれば最大40%増しに。

者から供応接待を繰り返し受けるなど社会通念上相当と認められる程度を超えて供応接待または財産上の利益の供与を受けてはならない」とある。つまり、確定申告うんぬん以前にそもそも受け取るべきでないというのが正しい解釈だ。

受け取ると、この倫理規程に基づいて懲戒処分を受けるかもしれないし、状況によっては賄賂罪に問われる可能性もある。

申告漏れが指摘されたら追加納付が必要!

期限内に確定申告をしなかった場合、所得税に加えて原則、無申告加算税という罰則的税金を支払う必要がある(原則、50万円までは納付しなくてはいけない税額の15%増し、50万円を超える部分は20%増しになる **図5**。仮装や隠蔽があれば最大40%増し)。また、納付期限を過ぎてしまうと、延滞税という利息も支払わなければならない。

気をつけてもらいたいのは、特に高収入の医師ほど税務調査の対象になりやすいということ。所得税は累進課税なので、収入が多い人ほど税率が高くなる。たとえ同じ額の申告漏れを指摘したとしても、高所得者の方が追加で納付すべき税額が高くなる。従って税務署は、効率的に追加納付額を増やすことができる高額納税者を優先的に調査対象にしているようだ(税務署は調査対象について明言していないが、多くの税理士がこの税務調査の偏りを指摘している)。

つまり、各地域の税務署内での納税額ランキングで、上位の納税者ほど調査に入られやすいということ。もっと具体的に言えば、「富裕層が少ない過疎地で、勤務地手当をかなりもらいながら働いている医師」などは、税務調査の対象となるリスクが非常に高いということになる。

ウェブでの申告も可能

確定申告の時期は毎年2月16日～3月15日（土日祝日に当たる場合はずれる）。方法としては、税金が自動計算されるので、国税庁のサイト「確定申告書作成コーナー」で申告書を作成し、e-Tax（国税電子申告・納税システム）で申告するのがお勧めだ。主たる勤務先とアルバイト先全ての源泉徴収票を手元に用意し、指示に従って入力画面にその内容を順番に入力していく。医療費控除や寄付金控除（ふるさと納税など）も簡単に申告できるので、ぜひトライしてほしい。パソコンだけでなく、スマートフォンでも申告できる。

ただ、ウェブ上で電子申告するためには、市区町村が発行するマイナンバーカードによる電子証明が必要になる（マイナンバーカードがなくても申告できる「ID・パスワード方式」という方法もあるが、税務署に行って本人確認を行う必要がある）。マイナンバーカードを持っていない場合は、ウェブの確定申告書等作成コーナーで申告書を作成した上でそれを印刷したものに加えて、マイナンバーの通知カードと本人確認書類の写しを税務署に郵送してもいい。もしくは直接持参すれば、対面で相談に乗ってくれるはずだ。困った際は最寄りの税務署に電話相談もできる。

節税？ それっておいしいの？

さて、ここまで税金の払い方について説明してきた。一度でも確定申告を自分でやってみると、「こういう特例や控除の項目があるのか」と理解が深まるだ

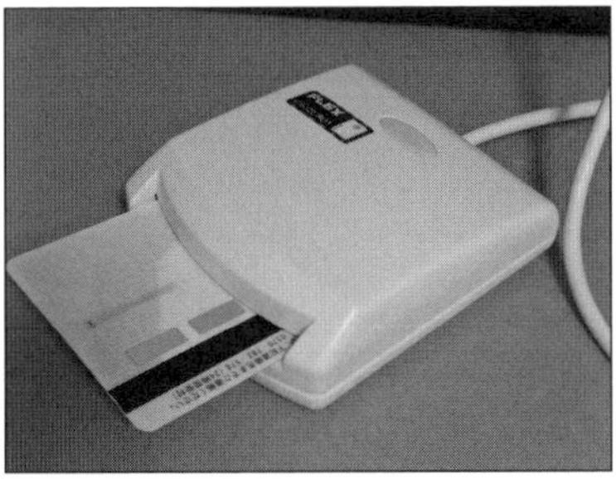

マイナンバーカードに対応したICカードリーダライタを用意する

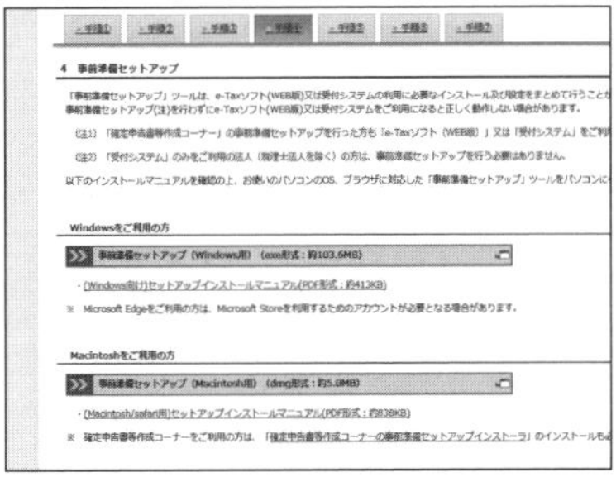

e-Taxを行う前に各種の「事前準備セットアップ」を行う

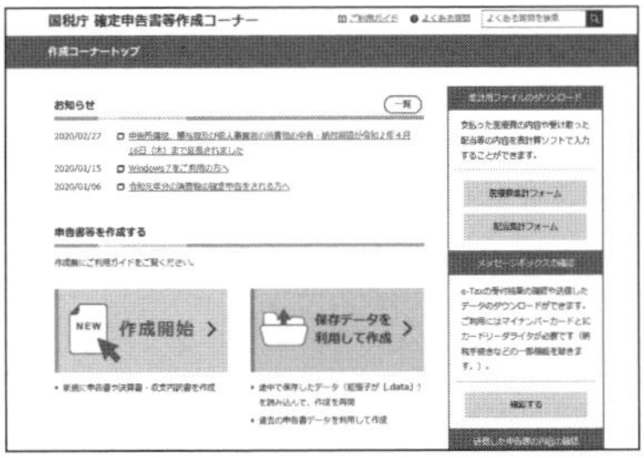

国税庁・確定申告書等作成コーナーで「作成開始」をクリック

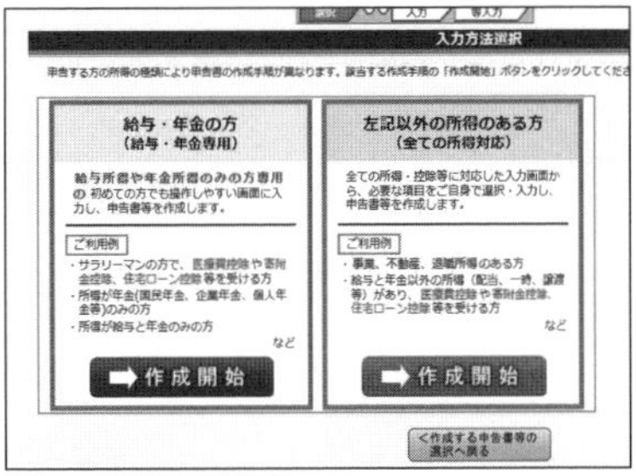

給与所得（2カ所以上も含む）のみの人は左、雑所得など別の所得がある人は右をクリック

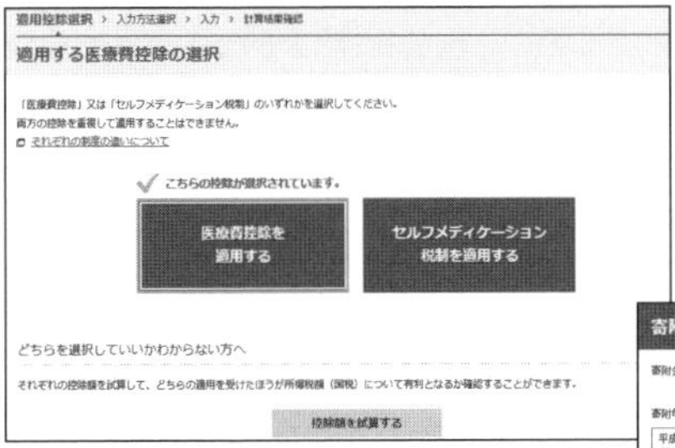

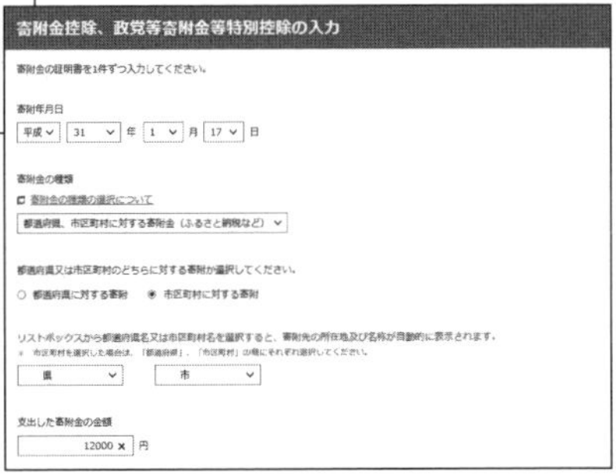

医療費控除や寄付金控除などを
画面上で申告する

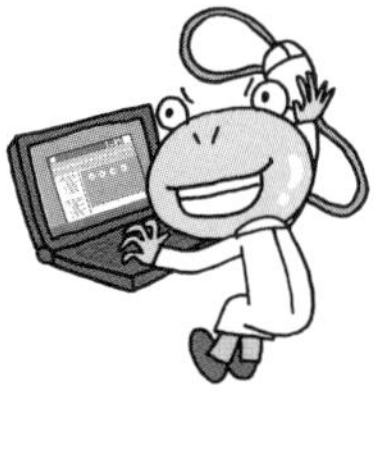

ろう。同時に、「税金や社会保険料ってこんなに取られているんだ」と再認識することにもなるのだが……。

こうした経験を積めば、個人の節税のやり方には「限界がある」ということが分かってくるはずだ。裏を返せば、「節税のテクニックがありますよ」と言い寄ってくるセールストークは、かなりの確率で怪しいと判断できるようになる。

ここまで述べてきたように、お金をためるには「収入を増やし」「支出を減らす」しかない。できるだけ切り詰めた支出の中で、経費（控除）になり得るものを漏らさずに申告し、税金の還付を受け取るのが正しい節税だ。節税を売り文句にするセールストークの多くは、「経費として申告するものを作るために支出をする」という行為を勧めてくる。これは誤りだということを肝に銘じてほしい。

大切なので繰り返すが、「節税のために支出をする」のは絶対に間違いだ。

次の第４章では、医師を狙う様々な悪徳ビジネスについて触れるが、その1つが節税を売り文句にした不動産セールスである。皆さんの職場にも、今後、必ず1回は「マンション投資」のセールス電話がかかってくるはず。不動産投資は節税のためではなく、あくまで不動産投資に成功して利益を上げるために行ってほしい。なお、不動産投資に成功して利益を上げたら、それ相応の税金が新たに発生することを付け加えておく。

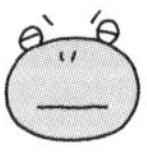

法人の設立は意味がある？

さて、これらの他に「節税テクニック」としてよく挙げられるのが法人の設立だ。所得税は累進課税のため税率が5～45％(住民税を含めた単純計算で15～55％)、一方の法人税は15～23.2％(地方法人税や住民税、事業税などを入れた実効税率は21～34％程度、いずれも2020年3月現在）なので、高収入の個人よりも法人の方が税率は安いことになる。

例えば講演会の講師を引き受けて10万円もらった場合、課税所得が900万円超（年収1300万円ぐらい）で所得税率が33％の医師の手取りは約5万7000円（住民税10％も含めて43％課税）になる。しかし、法人を設立して講演料を法人の収入とすれば、約7万〜8万円を受け取れる。また、法人で購入した車両代や、携帯電話代などの通信費についても、業務上必要なものは法人の経費として計上できる。

ただ、法人設立の最大の問題は、勤務先である病院の給与など医療関連の収入を法人の収入に回せないこと。フリーランスの麻酔科医が複数の病院から得た報酬を事業所得にしようとしたものの、税務署から「給与所得である」と否認され、裁判までして負けた事例もある（東京地方裁判所平成23年［行ウ］第127号、平成24年9月21日民事第38部判決）。

「給与の一部を違う名目（コンサルタント料など）にして、法人収入に回すのは可能」と解説しているウェブサイトもあるが、信頼性に欠ける上、税務署に租税回避行為と判断される恐れがある。あくまで本業の医師としての収入は個人のものになるということを覚えておきたい。

法人設立のコストについても触れておこう。コストの低い合同会社を設立する場合、初期コストは最低6万円（自分で全て手続きをした場合。事務代行手数料などを入れると、もっとかかる）。法人の収入にできる範囲、役員報酬の設定の方法などには細かいルールがあるので、税理士との契約はしておいた方がいいことを踏まえると、年間のランニングコストは少なくとも約20万円（赤字でも法人住民税の均等割で7万円、税理士費用10〜20万円）だ。法人化することで節約できる税金が、このコストに見合っているかを判断した上で法人設立を検討してほしい。

さらに言えば、法人の設立手続きや経理処理、申告手続きなどにかかる「時間的なコスト」も意識したいところ。こうしたことを自分でやるのが好きならいざ知らず、ただ手取り収入を増やしたいだけなら、その時間、医師免許を活用してアルバイトをした方が手っ取り早いかもしれない。

お金を
もっと知る

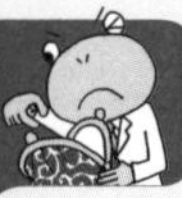

映画『マルサの女』を味わおう

お金の世界に興味を持ったら、1987年公開の日本映画『マルサの女』を一度は見るべきでしょう。東京国税局査察部（通称マルサ）に勤務する女性査察官と脱税者との戦いを描いた、伊丹十三監督、宮本信子主演のドラマです。

マルサの女の名シーンで、今も「お金に関する名言」として語り継がれているものがあります。それが「コップの水」の話。巨額の脱税をしている疑いで、連れ込み宿（ラブホテル）を経営する社長（山崎努）の自宅に査察部がガサ入れをするシーンで、どうしても査察部は隠し財産を見つけられないでいました。そんな中、困り果てた査察部統括官（津川雅彦）が社長に「どうやったら、あんたみたいに金をつくれるのか」と問いかけます。すると社長はこう答えます。

あんた今、ポタポタ落ちてくる水の下に、コップを置いて水ためているとするわね。
あんた喉が渇いたからといって、まだ半分しかないのに飲んじゃうだろ。
これ最低だね。
なみなみ一杯になるのを待って……、それでも飲んじゃだめだよ。
一杯になって、あふれて、フチから垂れてくるやつ。
これをなめて我慢するの。

資産をコップの水にたとえたこの言葉は、含蓄に満ちています。「節約をしないとお金がたまらない」という直接的なメッセージもありますが、「コップの水」というのがお金を生む原資であり、そこのフチから垂れてくるものは「原資を運用することで生まれてくる利回り」と捉えることもできるでしょう。

つまり、お金をためようと思ったら、原資に手を付けず、利回りで生活すべきだということです。社長の豪快であり苦労人のキャラクターも相まって、きっと皆さんの心に刺さるはずです。
もちろん、故意の脱税はれっきとした犯罪ですので、あしからず。

この他にも、
（1）パチンコ店や連れ込み宿は、現金商売だ（今は多少違うでしょうが）
（2）現金商売は国にお金のやり取りを捕捉されにくい
（3）特に、連れ込み宿の利用者は誰も領収書なんてもらわない
（4）ゆえに、脱税をしやすい（あくまで映画の中の話です！）
など、勉強（？）になることは多いはずです。

伊丹監督は脚本を作るに当たり、国税局査察部の職員だけでなく、パチンコ、連れ込み宿、不動産などの各業界人や経済犯罪を行う暴力団など、様々な人物を取材し、脱税テクニックの細部を固めていったそうですので、当時を知らない皆さんでもリアリティーを実感できるでしょう。映画としても、超有名なテーマ曲に載せたスピーディーな展開が今見ても心地よいので、お勧めです。

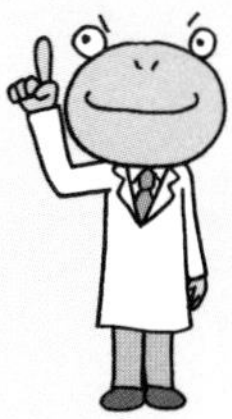

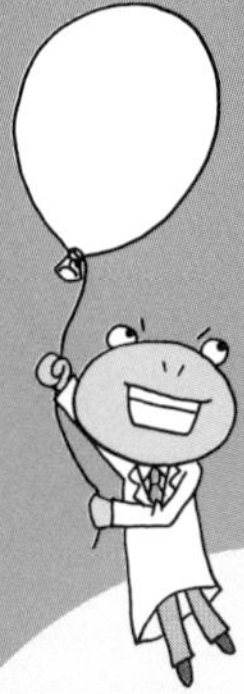

第4章

医師を狙う
悪いヤツらにご用心

『日経メディカル』2019年1月号の内容を
アレンジしています。

Yes-Noチャートで診断

あなたがダマされやすい“詐欺”はこれだ！

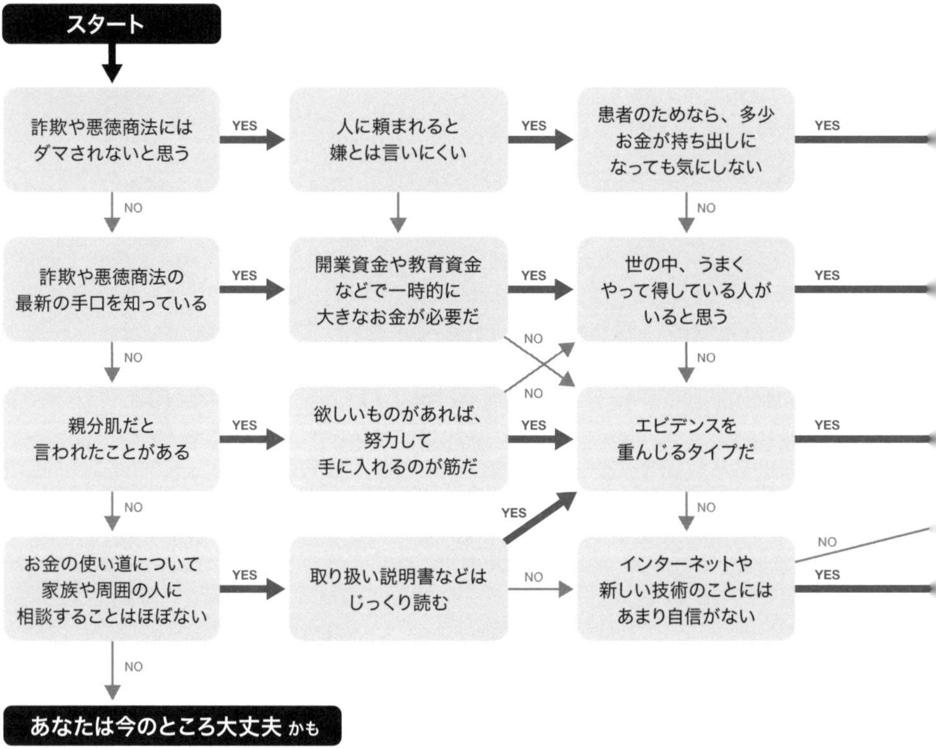

ダマされないための第一歩は、悪いヤツらの手口を知ること。中でも、自分が引っかかりそうな“詐欺”の手口について、集中して学ぶことだ。詐欺犯罪に詳しい西田公昭氏（立正大学心理学部対人・社会心理学科教授）監修のYes-Noチャートで、自分のタイプ分類から始めてみよう。

※西田氏のインタビュー記事は178ページに掲載しています。

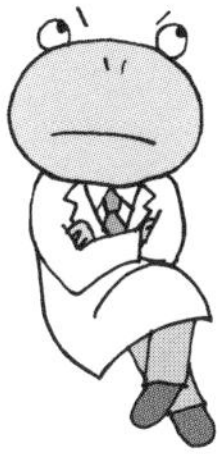

本当の悪人は、それほど多くないと思う
YES → あなたは すぐに人を信用してしまうタイプ かも
NO → あなたは 一攫千金／チャンスを逃したくないタイプ かも

通販番組やネットで要らないものをついつい買ってしまう
YES → あなたは 一攫千金／チャンスを逃したくないタイプ かも
NO → 本当の悪人は、それほど多くないと思う

人前に立ったり、人から注目されることが大好き
YES → あなたは 自尊心・自己顕示欲が強いタイプ かも
NO → 通販番組やネットで要らないものをついつい買ってしまう

公になっては困るプライベートな秘密がある
YES → あなたは 心配性／プレッシャーに弱いタイプ かも
NO → 人前に立ったり、人から注目されることが大好き

あなたは
すぐに人を信用してしまうタイプ かも
あなたがダマされやすいのは…
- 節税商法
- 取材商法
- 消火器取り替え商法

あなたは
一攫千金／チャンスを逃したくないタイプ かも
あなたがダマされやすいのは…
- 裏口入学詐欺
- 未公開株詐欺
- ビットコイン商法

あなたは
自尊心・自己顕示欲が強いタイプ かも
あなたがダマされやすいのは…
- ハゲタカジャーナル
- 取材商法
- 知ったかぶりの罠

あなたは
心配性／プレッシャーに弱いタイプ かも
あなたがダマされやすいのは…
- 悪徳コンサルタント
- 浮気調査詐欺
- セールス電話

被害者の告白①

ダマしの手口 ▶▶▶ ハゲタカジャーナル

ハゲタカジャーナルに奪われた私の1500ドル

ここ数年、医師を含む研究者の間で、査読をほとんどせずに不当に論文掲載料を請求する学術誌「ハゲタカジャーナル」が問題になっている。被害に遭った医師の1人、大学の医局に所属し、民間病院に派遣されている40歳代の脳神経外科医が、詳細な経緯を明かしてくれた。

（※一部内容を改変しています）

2018年秋の話です。私の元に突然、米国の出版社から1通のメールが届きました。「We are greatly impressed with your previous articles and research interests.」という挨拶から始まる文面で、「うちの雑誌に論文を投稿しないか」という誘いでした。差出人の女性は、無料論文サイトのジャーナルコーディネーターを名乗っていました。サイトの名前は聞いたことがありませんでしたが、メールのURLをクリックして飛んだ先は、私の専門である脳神経外科の論文を集めたページのようでした。

メールには、私が15年ほど前に別の医学雑誌に投稿した論文のタイトルとともに、「あなたが執筆したこの論文について、簡単なレビューやコメントを投稿してほしい」とありました。過去の私の論文に注目してくれて、それに対するレビューやコメントを頼まれたのですから、「論文の振り返りや、新たな問題点の指摘など、実りのある議論ができるのではないか」と期待しました。自分の業績にプラスになると思ったのも事実です。そこで、お世話になっている高名な先生に相談し、アドバイスをいただきながら、頑張ってレビューを執筆しました。

提示された締め切り日に間に合うように論文を投稿してから数日後、勤務先

に突然、担当者の女性から国際電話がかかってきました。「論文掲載料として3000ドルを支払ってほしい」。突然の話にびっくりしました。

最初のメールには掲載料のことなど、全く書かれていませんでした。しかも3000ドルは高い。ましてや私が投稿したのはフルペーパーではなく、過去の論文のレビューです。その後のメールのやり取りで「投稿を取り下げる」と私が告げると、担当者は「1500ドルでいい」と値下げを提案してきました。すぐに国際電話もかかってきて、「今回は特別に最初は1000ドル、次に500ドルを払うようにしてもいい」と分割払いまで提案してきました。

値下げや分割払いなどを提案してくる時点でおかしいと思うべきでしたが、他の有名な雑誌の掲載料を調べると、1500ドルは法外な値段ではないようだと感じました。また、せっかく他の先生のアドバイスを受けて書いたものなので、「取り下げるのはもったいない」「先生に申し訳が立たない」とも思いました。フルペーパーではなく、レビューですので、他の雑誌に載せるのも難しい。そこで、指示された口座に1000ドル、500ドルと計1500ドルを振り込んだのです。

■ ろくな査読もされず、一発合格

最初に「あれ？」と思ったのは、査読がほとんどなかったときでした。何の訂正もなく、投稿してから数日後に一発合格の通知が来たのです。そのときは「変な雑誌だな」と思いました。その後、同僚の医師から「無料の論文サイトに投稿したら、その後に高額の掲載料を要求された友人がいる」という話を聞きました。「掲載料で稼ごうとする悪質な雑誌があるらしい」と。私も同じ被害に遭ったのかもしれないと思ってきました。

そうこうしているうちに、翌年3月、所属する大学から「ハゲタカジャーナル」への注意喚起のメールが届きました。そこには「査読から採択までの期間が1週間以内など短過ぎないか」「高額な論文掲載料を要求していないか」「掲載論文が良質か、指導教官などに評価してもらうこと」といったチェック項目が載っており、海外で運営されている「ハゲタカジャーナルのリスト」を示したとされる

サイトのリンクも載っていました。実際、このサイトにある「ハゲタカ出版社」のリストの中に今回やり取りした業者が載っており、やられたと確信しました。この注意喚起メールがもう少し早く届いてくれれば……と悔しく思っています。

結局、私が投稿した論文は、今もそのウェブサイトに掲載されています。でも、ハゲタカジャーナルに載ったところで大した業績にはならないでしょう。今、思い出しても腹が立ちます。

私の大学では、こうした論文の掲載料は基本的に医局員の自腹です。医局に所属している比較的薄給の医師にとっては、この論文掲載料は結構な負担になるのです。他の医師たちが同じような被害に遭わないように、ぜひこうした悪徳ビジネスがあるということを周知させていただきたいです。

● ● ●

近年、インターネットの発展により、世界的に学術論文のオープンアクセス（無料公開）化が進んでいる。無料公開により、研究者にとっては論文の発信力が高まるというメリットが生まれた。一方、出版社側は購読料が減った分を、著者に請求する論文掲載料（article processing charge：APC）で埋め合わせるようになった。医学分野も例外ではなく、オープンアクセス型の医学雑誌・サイトに論文を投稿する際は、ある程度の掲載料を支払わなくてはならないのが一般的になっている。

それに伴い、論文掲載料による収入を目当てにした悪質な出版社および、それらの業者が運営するジャーナルがぞろぞろと出現してきた。米国コロラド大学の図書館員ジェフリー・ビール氏が、これらを「predatory publishers」や「predatory Journals」と表現したことから、日本では「ハゲタカジャーナル」という呼称が定着しつつある。こうした業者は、医師を含む研究者に論文投稿の依頼をスパムメールのように送りつけているとみられる。

ハゲタカジャーナルの特徴は、査読をほとんどせずに論文を公開するため、掲載論文の質が担保されないこと。掲載料はまちまちだが、上記の事例のように“後出し”で要求するところが多い。「論文をこうしたジャーナルに掲載しても

図1 新潟大学が作成したハゲタカジャーナルを見分けるためのチェックリスト（抜粋）

- ☐ ご自身または同僚がそのジャーナルを知っていますか
- ☐ 出版社を容易に特定し連絡を取ることができますか
- ☐ そのジャーナルがどのような査読を行うかについて明白ですか
- ☐ 使用されている評価指標は一般的なものですか
- ☐ 料金設定は明瞭ですか
- ☐ ジャーナルサイトでは、料金の内容と請求時期について説明されていますか
- ☐ 編集委員会は設置されていますか
- ☐ その出版社は、学術出版業界を主導すると広く認められている団体（COPE、OASPAなど）に所属していますか

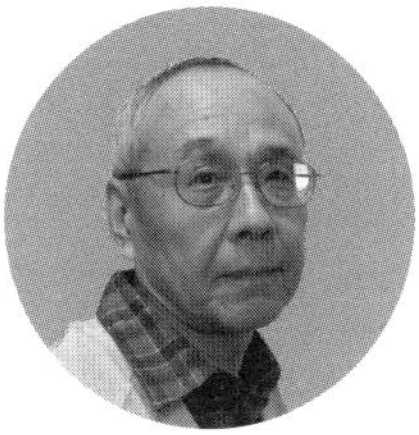

「知らないところから投稿依頼が来たら、学術誌の質や評判を検証することが大事だ」と話す、首都大学東京の栗山正光氏。

反響は薄く、著者の業績にもなりにくい。むしろ、論文の掲載取り下げに出版社がなかなか応じず、著者が二重投稿のリスクを抱えることもある」と首都大学東京学術情報基盤センター教授で図書館情報学を研究する栗山正光氏は指摘する。一方で、「質はどうあれ、お金さえ払えばそれっぽいジャーナルに載るため、業績を水増ししたい研究者が活用するケースもあるとみられる」（同氏）。一概に研究者の敵とも言えず、一定のニーズがあるようだ。

投稿依頼を受けた時点で判別を

今回のハゲタカジャーナルの手法を見ると、過去の論文を引き合いに出し、それに関するレビューを求めている部分が特徴的だ。これにより、「新たな議論に

つながって、何らかの発見があるのではないか」と被害者に期待を抱かせることに成功している。

また、被害を受けた医師は、指導的立場の医師から新たにアドバイスを受けて執筆した手前、「多少おかしいと思っても論文掲載を取り下げにくかった」と振り返る。今回のケースでは15年ほど前の論文だったが、過去の論文を元にレビューを書く場合、当時の指導医などに連絡し、アドバイスを求めるのは医師としてよくあること。フルペーパーではなく過去の特定の論文に対するレビューであれば、他の雑誌に投稿し直すという選択も取りにくい。つまり、今回の手法は、医師の行動を研究してカスタマイズされたものだと推測される。

こうした被害を防ぐには、投稿依頼を受けた時点で、査読の体制や掲載料などを確認し、ハゲタカジャーナルではないかどうかを見極めることが大事になる。「論文名をインターネットで検索して、外部からの一定の評価があるかどうかを調べるのが有効。加えて、DOAJ（Directory of Open Access Journals）、Web of Science、Scopusなどの有名な論文データベースに収録されているジャーナルであれば安全性は比較的高い」と栗山氏は話す。ハゲタカジャーナルの疑いがある学術誌のリストを匿名の有志が研究者からの投稿を元にまとめたウェブサイトも存在している。

日本医学会は2019年3月、「悪徳雑誌への注意喚起について」とする文書を公開し、悪徳雑誌の特徴や投稿を回避する方法などの情報提供とともに、「論文の投稿誌は慎重に選定してください」とする注意喚起を行った。また、新潟大学も2018年11月、業績や評価などに悪影響を及ぼす懸念があることから、ハゲタカジャーナルに論文を投稿しないよう研究者に対して通告。併せて、学術誌の質を見分けるためのチェックリストも公開した（147ページ 図1）。これは欧米の出版業界団体が作ったハゲタカジャーナルの注意喚起サイト「Think. Check. Submit.」（http://thinkchecksubmit.org）を参考に作られたものだ。同サイトは日本語版も用意されている。

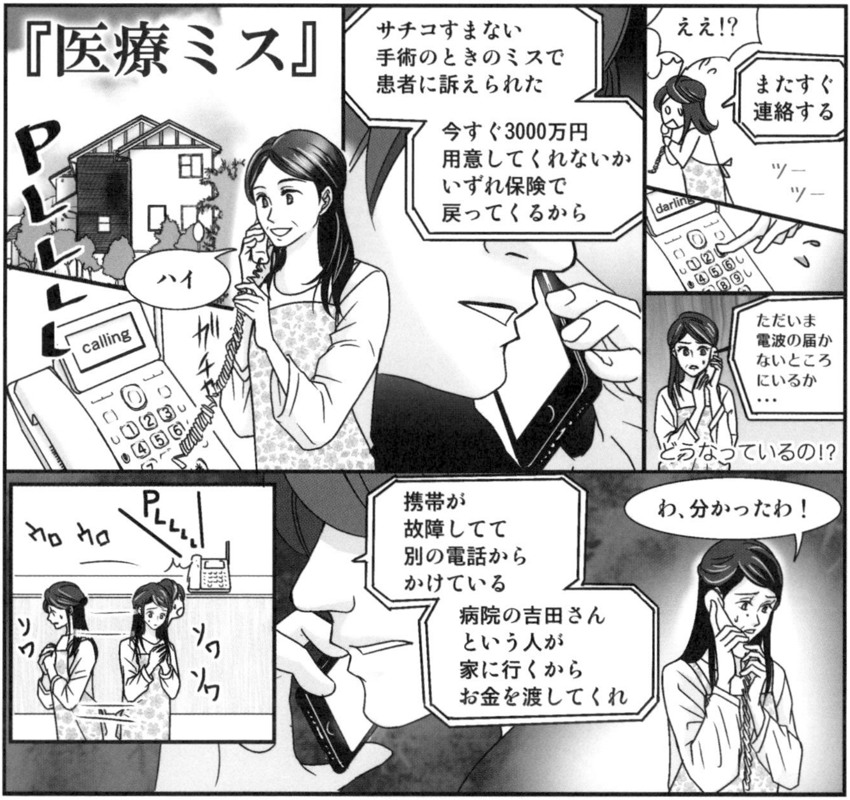
『医療ミス』
calling
ハイ
サチコすまない
手術のときのミスで
患者に訴えられた
今すぐ3000万円
用意してくれないか
いずれ保険で
戻ってくるから
ええ!?
またすぐ
連絡する
ツー
ツー
darling
ただいま
電波の届か
ないところ
にいるか
・・・
どうなっているの!?
ソワ
ソワ
ソワ
携帯が
故障してて
別の電話から
かけている
病院の吉田さん
という人が
家に行くから
お金を渡してくれ
わ、分かったわ！
妻は自宅を訪れた病院関係者に
現金を渡したのだった
しかし
その日、夫は非番でゴルフ
彼はプレー中、
携帯電話の電源を
切る癖があった
詐欺集団はそこまで調べ
妻をまんまと信じ込ませる
シナリオを練っていた
今日は
大変だったわね
?

漫画：仲島 あいみ

被害者の告白②

ダマしの手口 ▶▶▶ 節税商法

不動産投資を勧められ借金3億円を背負うまで

2018年に世間を騒がせた「サブリース不正融資事件」に巻き込まれ、3億円もの借金を背負った医師A氏。銀行を相手取った集団訴訟に参加したものの借金解消のめどはついていないが、「同じ被害に遭う医師を1人でも減らしたい」と、その重い口を開いた。　（※個人が特定されるのを防ぐため、経緯や被害内容の一部を改変しています）

私は昔から、不動産投資やマンション経営といった言葉にネガティブな印象を抱いていました。もちろん、もうかっている人もいるでしょう。でも仲間から聞く限り、成功しているのは2割程度。うまい話などそうないと思っていました。

――こう話すのは、東北地方にある某民間病院の診療部長を務めるA氏（58歳）だ。過去に自宅を購入したことはあるものの、不動産投資とは無縁の人生を送ってきた。

■ きっかけは節税対策の広告

――事の始まりは2017年の春。A氏がある医療情報サイトを眺めていると、1つの広告が目に飛び込んだ。「医師のための節税対策」。東京に本社がある不動産投資会社Bが出した広告だ。B社は節税対策と銘打って不動産投資を勧めるセミナーを各地で開催しており、A氏はこの広告から節税対策の個別相談会に申し込んだ。

実はそのとき、私はお金に困っていたのです。私には子どもが3人います。長男は既に国立大学の医学部に入っていますが、次男が入っている某私立大学の

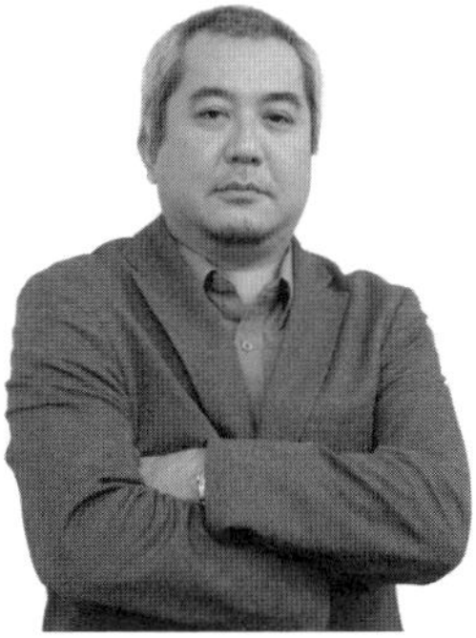

POINT では、A氏が被害にあった悪徳不動産業者の「手口」について、土地活用コンサルタントの大城嗣博氏にワンポイント解説をしてもらった。（大城氏のインタビュー記事を159ページに掲載しています）

POINT

「節税できる投資」とは「失敗する投資」のこと！

「家賃収入より多くの減価償却費を毎年計上できるので、それが経費となり所得税が減ります」「しかも減価償却費はお金が出て行かないんです」といった売り文句をよく聞きますが、減価償却費とは不動産の価値が年々目減りする分を経費計上しているだけのこと。この価値減少分を考慮して経費が家賃収入を上回る時点で、投資失敗の可能性が高い。あと、「お金が出て行かない経費」などと言いますが、実際は莫大な購入費用が最初に出て行き、借金をしているのです。

医学部は、6年間の学費が総額3500万円に上ります。残るは高校生の娘なのですが、彼女も次男と同じ私大医学部を志しているのです。

私の病院からの年収は、2500万円ほど。もらっている方だとは思いますが、2人を私大医学部に入れようと思うと経済的に苦しい。そこで、一昨年から他の病院でもアルバイトを始め、年収は総額で3000万円になりました。でも年収が上がると、所得税などの税率が高くなります。年収3000万円のときは税金が1000万円超。稼げば稼ぐだけ、税金が上がるイメージです。子どもの学費が一向にたまらず、焦っていました。

この歳になって、正直、開業医のことがうらやましいと思っています。同じ年収でも経費にできる範囲が違うので、可処分所得が大きく違うでしょう。10年前だったら開業を考えていましたが、今は医療法人の理事になって近隣の開業医と病院を代表して連携する立場。そんな私がこの地で開業したら、総スカンを喰らいますよ。

そのときの私にとって、「節税対策」という言葉は引きつけられるものがありました。それでB社の個別相談会に申し込んだのです。すぐに近くの貸し会議室を指定されました。そこで私の確定申告の書類を見せると、B社の担当者はし

POINT

サブリースでは トラブルが多発！

家賃が保証されるので安心と思いがちだが、後から運営会社の都合で家賃を下げられたり、建物の修繕費を求められたり、入居者が入れ替わるときの回復工事の費用を求められることも。契約書を十分に確認する必要があります。そもそも収入の保証がないと不安な投資なら、やるべきではありません。

POINT

それぞれの会社は 本当に必要ですか？

投資を成功させるには、良い物件をいかに安く仕入れるかに尽きます。不動産の転売業者、仲介業者に加え、銀行、サブリース会社など、間に入る会社が増えるほど、それらの取り分が仕入れ値や運営コストに上乗せされていきます。登場人物が増えるほど、投資家が手にできるはずの利益が減ることになるのです。

みじみとこう言うんです。「先生、給料をもらい過ぎですよ」と。加えて、「先生、税金を減らすには損をするしかありませんよ」という言葉が印象的でした。
――以降、A氏は節税に関するアドバイスをこの担当者に求めるようになった。B社の担当者はA氏に不動産投資を勧めた。その中で担当者は「買った不動産については、不動産運営会社とサブリース契約を結ぶ」ことを提案した。

借金しても「損はしない」

――サブリースとは転貸のこと。マンションなどの集合住宅のオーナーから、運営会社が建物ごと一括で借り上げ、個別の入居者と賃貸契約を結ぶ仕組みだ。多くの場合、入居者数によらずオーナーには運営会社から決まった賃料が支払われる。オーナーにとっては空室リスクを回避できて安定収入を見込める一方、通常の不動産契約と異なり規制法が整っていないため、近年、トラブルが絶えない。

B社からサブリース契約を提案されたとき、私は物件の管理などを専門の会社に委託できるなら「楽だ」と好意的に受け止めました。

B社の担当者からは、私が不動産を購入すればその支出の一部が経費となり、所得税や住民税が減ると説明されました。私は不動産を買えるような資産

など持っていませんから、借金をして購入することになります。当然、ローンの返済義務も生じるのですが、不動産運営会社とサブリース契約を結ぶことで、購入した不動産から安定的な賃料収入が得られる。この賃料収入がローンの返済額を上回るため「損をすることはない」と言われました。加えて、賃料収入が入る先として法人を立ち上げるようにともアドバイスされました。

融資のために銀行員が日参

―B社に加えて、サブリース契約を行う不動産運営会社、そして不動産購入のための融資を行う銀行がセットとなり、節税と銘打って不動産投資を勧めるスキーム。これを実行するためにB社の担当者が紹介したのが、女性専用シェアハウス「かぼちゃの馬車」などの運営を手掛けていたスマートデイズ（当時の社名はスマートライフ）と、スルガ銀行だった。

B社から紹介されたスルガ銀行の担当者は、「他の銀行と違ってスルガ銀行なら年収の40倍まで融資できます。先生なら12億円までお貸しできますよ」などと気の大きくなるようなことを言ってきました。

具体的な投資プランを相談するために、彼らはこちらに何度も出張してきました。遠方から来てもらって悪いと思って、彼らに夕飯をごちそうしたこともあります。こうした付き合いを重ねていき、徐々に彼らを信頼していったのです。

結局、私は彼らの提案に乗って、東京の郊外のシェアハウスと民泊用マンションの2つを購入しました。2017年の夏のことです。シェアハウスは建物が4600

POINT

シェアハウス、民泊、ブームはいつまで？

シェアハウスは、風呂やキッチンが共同の場合が多く、各戸に水回りが完備されているマンションに比べて建築費用を抑えることが可能。投資額を抑えれば見せかけの利回りも上がります。ただし、シェアハウスや民泊などの「はやりもの」には要注意。ブームが去れば、数年後には想定家賃を回収できず、別の用途への転用もできない、残念な事態に陥る可能性もあります。

万円、土地が1億2400万円、民泊用マンションは建物が7000万円、土地が9600万円です。3億円を超える額で、ほぼスルガ銀行からの借金でした。

シェアハウスは1部屋約7m^2で16部屋、賃料は月90万円台で30年間のサブリース契約を結びました**写真1**。利回りは10%を超えるという説明だったと記憶しています。民泊用マンションも契約期間は10年で、ほぼ同様の利回りです。

POINT

利回りなんていくらでも操作できる!

年利回りという数字にダマされてはいけません。「年間の家賃収入(想定)÷投資額」で計算できる年利回りは、想定家賃を操作するだけですぐに高く見せられるからです。想定家賃が適正かどうか確認しましょう。例えば、このシェアハウスのケースでは投資額1億7000万円、利回り10%であれば、最低でも年間1700万円の賃料が必要です。16部屋あるので1部屋106万円/年、月の家賃は8万9000円程度でなければ成り立ちません。1部屋7m^2のシェアハウスに9万円近い家賃設定で、入居者が集まるとは到底思えません。

写真1 A氏がスマートデイズ(当時はスマートライフ)と交わしたサブリース契約書

サブリース賃貸借契約書

貸主[redacted](以下「甲」という。)と借主 株式会社スマートライフ (以下「乙」という。)は、この契約書により、頭書に表示する不動産(以下「本物件」という。)に関し、転貸を目的とした賃貸借契約(以下「本契約」という。)を締結した。

▲住戸部分(1棟内の複数の住戸を賃貸する場合)

間取り	床面積	戸数	備考
ワンルーム	約7.[redacted]m^2	16	その他共同部分として キッチン・シャワー・トイレ・洗面台・玄関・廊下等

頭書(2) 契約期間

工事完成後30年間

頭書(3) 賃料等

賃料	月額 9[redacted],000円	管理運営費	月額 [redacted]円	家財保険料	無
その他の条件	賃料は契約開始から2年経過する毎に協議により改定する。				

16人用のシェアハウスで90万円台の賃料が30年間(賃料改定あり)支払われる契約を結んでいる。個人特定を防ぐため、画像の一部をマスクした。

どちらも2018年4月にオープンして、賃料収入が発生することになっていました。ちなみにスルガ銀行の不動産購入のためのローンは30年で金利が3.5%。このほか賃料収入が発生するまでのローン返済に充てる資金として、2000万円をフリーローンとして借りました。金利は7.5%です。

物件の質や立地を勘案して、この契約が妥当なのかというのはあまり考えませんでした。ただ、高利回りが保証されていたこと、またB社やスルガ銀行の担当者を信頼していたこともあって、契約に踏み切ったのです。

異変に気付いたのは、スマートデイズの経営不振がささやかれ始めた2017年の暮れのことです。このままではサブリース契約が破棄されてしまう、そうなると購入した物件はどうなるのかと焦りました。

すぐにB社の担当者に確認を求めましたが、「運営会社の変更が必要になるかもしれないけど、大丈夫です」「新たな運営会社を紹介できます」などとのらりくらりとかわされて、次第に返事を寄こさなくなりました。一方で、B社は私の法人を勝手に立ち上げ、実印まで作っていたのです。慌てて実印を取り返し、変更しましたが、気付くのが遅れたら何をやられていたか分かったものではありません。結局、スマートデイズは倒産。入居者も入っておらず、賃料も1円も支払われていません。完全にやられました。

■ 価値は購入額の3分の1

——時系列を整理すると、A氏が不動産の投資を勧められたのが2017年の春。スマートデイズは、2017年10月には一部オーナーに対して賃料の支払い減額を求めており、2018年1月以降、支払いを順次停止したことで一連のトラブルが表面化している。結局、同社は2018年5月に破産手続きを開始しており、経営破綻に伴ってA氏と結んだサブリース契約は破棄された。

一方、スマートデイズとサブリース契約を結んだ物件オーナーのほとんどがA氏と同様に、スルガ銀行からの融資を受けていた。一部の銀行員が不正な手法で融資を進め、スマートデイズや不動産投資会社と連携して個人の投資を誘導していたという報道もある。スルガ銀行が設置した第三者委員会による調査報告書でも、「投資用不動産ローンなどの手続きに多くの不適切な取り扱いが認められた」

POINT

サブリース会社は家賃が上がりにくい時代に弱い！

昭和の後半に登場したサブリースという手法は、景気が右肩上がりで、家賃が上がっていくことを前提としたビジネスモデルでした。現在のように家賃が上がらない社会情勢では、今回のようにサブリース会社が倒産してしまうリスクも小さくありません。

とされた。

その後、調べていくうちにシェアハウスと民泊用マンションが相場より割高だったことも分かってきました 図1 。シェアハウスは木造、民泊用マンションは軽量鉄骨造りで、非常に簡素な造りでした。親族の建築士が言うには、建物の価値は購入額の3分の1にも満たないらしいです。

シェアハウスの方は工事が終わっていますが、建物の作りが悪く、入居者を集めるのは困難だと言われました。当然、サブリース契約で得られるはずだった月90万円台の収入を上げられるはずもなく、活用するにはまずはリフォームをしないといけないと。こんな物件を建てさせて、B社やスマートデイズ、スルガ銀行は最初から私をダマそうとしていたとしか思えません。詐欺に近い行為です。民泊用マンションに関しては、最終段階でこちらが建築費の支払いを止めているので、工事すら終わっていない状況です。

建築前に土地や建物の設計図をきちんと見ておけば今回のサブリース契約が非現実的だったことに気付けたかもしれないとは思っています。ですが、実は私、まだこれらの物件を一度も見ていないんです。忙しくて東京に見に行く暇がなかったのです。

やはり東京の物件なんて買うべきではなかった。近隣の都市であれば相場も分かるし、見に行くことだってできる。B社が東京にあるために「東京近郊の物件しか用意できない」と言われ、やむを得ないと思ったことについては反省しています。

図1 現状とA氏が訴える問題点

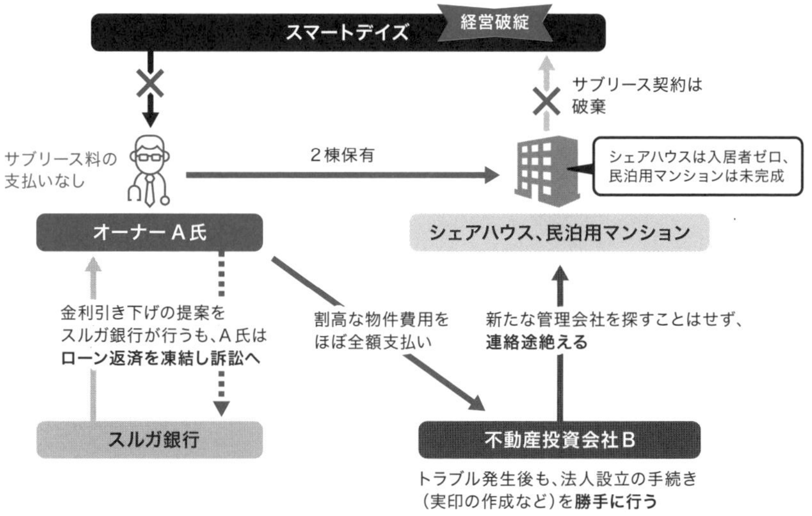

相場と比べて割高な費用で物件を購入した上、スマートデイズの破綻によってサブリース料の支払いはなし。A氏はスルガ銀行とスマートデイズを相手取る集団訴訟に参加し、スマートデイズの経営が破綻間近だと知っていてスルガ銀行が融資を行った点や、融資審査書類の改ざんを黙認することが常態化していた点などを違法だと訴えている。

■ 信じて任せてしまった

——A氏は現在、スルガ銀行を相手取る弁護団に参加し、訴訟の準備を進めている。スマートデイズの経営が破綻間近だと知っていてスルガ銀行が融資を行ったこと、融資の際にスルガ銀行が不正な手続きを行ったことが不適切だとして、「貸し手責任」を追及する考えだ。

スルガ銀行から融資を受ける際、B社の担当者は融資の審査書類に記す私の預金額（編集部注：スルガ銀行とは別の銀行）を改ざんしました。実際、私は同銀行に1円も預けていないのに、4000万円も預けていることにしたのです。改ざんを行う際、B社の担当者は「預金額を改ざんした方が低い利率で借りられるから」と説明しました。事前に知らされ、それを了承したので、私にも落ち度はあります。でも、もし報道されているように、スルガ銀行側が書類の改ざんを

POINT

契約前に必ず自分で調べる！

少なくともインターネットなどで、その周辺の家賃相場やシェアハウスの需要がありそうな地域なのかなどを調べることはできたはずです。建設中の現場を見たところでもう遅いですし、分からないことも案外多い。問題は、契約前に自分で市場調査をしなかったことです。

POINT

どんな業者も全面的に信じるな！

何かを売りに来る人は、真実を言っていない可能性、不利な内容を隠している可能性があることを常に念頭に置きましょう。その人の利益はどこにあるのか、本当にもうかるのであれば、なぜその人自身が投資しないのかを考える必要があります。

黙認・関与していたとしたら、銀行の責任を問えると考えています。

スルガ銀行に対しては白紙撤回、すなわち物件も譲渡するから3億円超の借金を白紙にするように求めていく方針です。最近になってスルガ銀行からは「3.5％の金利を2.0％に下げるからローンを返済してほしい」と提案されましたが、拒否して返済をストップしています。この訴えがどこまで認められるかは分かりません。でも駄目だったらスルガ銀行から借金をしてでも3人の子どもは医学部に入れるつもりです。だって、スルガ銀行の担当者は「先生なら12億円まで貸せる」と言っていたわけですし。

恐らく私と同じような立場で「節税」や「不動産投資」に魅力を感じる医師もいらっしゃるでしょう。こうした話をしてくる業者の全てが悪徳だとは言いません。ですが、日々の業務が忙しく「人に任せる」ことに慣れている我々医師は、悪徳業者に狙われやすいのも事実です。「自分は無関係だ」と思う人も多いでしょう。しかし、私もこれまで、医局にかかってきた不動産の営業電話は即、切り続けてきました。そんな私が、自分で広告をクリックして出会った不動産会社の担当者には信頼を寄せてしまったんです。こんな目に遭う医師が1人でも減ってくれることを願ってやみません。（インタビュー収録は2018年8月27日）

Interview

土地活用コンサルタントの **大城 嗣博** 氏に聞く

不動産投資を選んだ理由を突き詰めて考えてほしい

不動産投資を取り巻く業者にいいようにされないために心掛けるべきことは――。土地活用のプロであるアセットコンサルティングネットワーク（東京都新宿区）代表取締役の大城嗣博氏に、不動産投資の甘い罠に陥らないための考え方を聞いた。

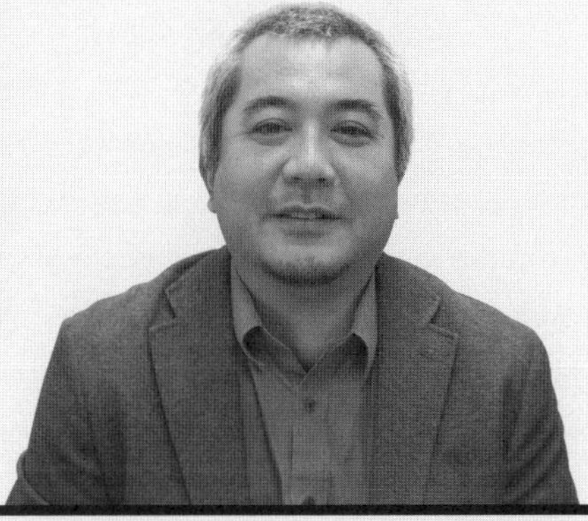

不動産投資は、仲介業者が言ってくるほど簡単なものではありません。成功させるには、その物件に対して借り手が長期にわたって継続的にいること、できるだけ高い賃料が設定できること、さらに最終的にある程度の価格で売り切れること――の全てが必要です。

それなりの賃料で継続的に借りる人がいたとしても、売却した時点で損が出ると、それまでの収益を圧迫します。10年間で資産価値が1000万円下がっていれば、家賃収入から年間100万円がマイナスになるのと同じことなのです。その上、借金をして購入していれば、その利息分がマイナスになることも考慮しなければなりません。

つまり、不動産投資は、立地の良しあしが全てといっても過言ではありませ

ん。例えば、東京で「自由が丘」といえば、人気が高く、少々高い賃料を設定しても借り手が途切れないような場所です。しかし、1つ隣の駅では全く状況は異なります。路線図を見て、その土地の不動産の相場をウォッチして、良い物件かどうかを吟味する必要があります。そうでないと、仲介業者にいいようにされるのがオチです。

■借金はすればするほど損

もし今、不動産投資を考えているなら、色々ある投資の中から、なぜ不動産投資を選んだのか、そしてなぜ今、この物件に投資しようとしているのかを考えてみてください。例えば、前述のケースでいえば、なぜ株式でなく不動産に投資するのか。なぜ購入する物件は地元ではなく首都圏なのか。首都圏の中でもなぜこの立地だったのか。さらに、なぜシェアハウスや民泊なのか。そうした1つひとつの理由を考えていけば、どこかで気付いたはずです。この投資がうまくいくはずがないことに。

医師の皆さんは、患者さんが「癌に違いない」と言ってきても、様々な検査をして、癌かどうかを科学的にしっかり検証されますよね。不動産業者の言うがままに投資するというのは、患者の「癌に違いない」という言葉をうのみにして、手術をしてしまうようなものです。

さらに、そもそも論でいえば、不動産投資に至る理由を考えてみてください。A氏のケースでいえば、目的はお子さんの学費を捻出することでした。だとすると、十分に高収入なのですから、すべきことはリスクの高い投資ではなく、支出の見直しです。多くの人が錯覚するのですが、借金をしても得にはなりません。むしろ利息分だけ支出が増えます。

投資は、多かれ少なかれリスクを伴います。医師は忙しくて投資のリスクを判断する時間をなかなか確保できません。さらに言えば、そもそも仕事上のリスクを数多く抱えている職業です。仕事以外で高いリスクを負うべきではありません。（談）

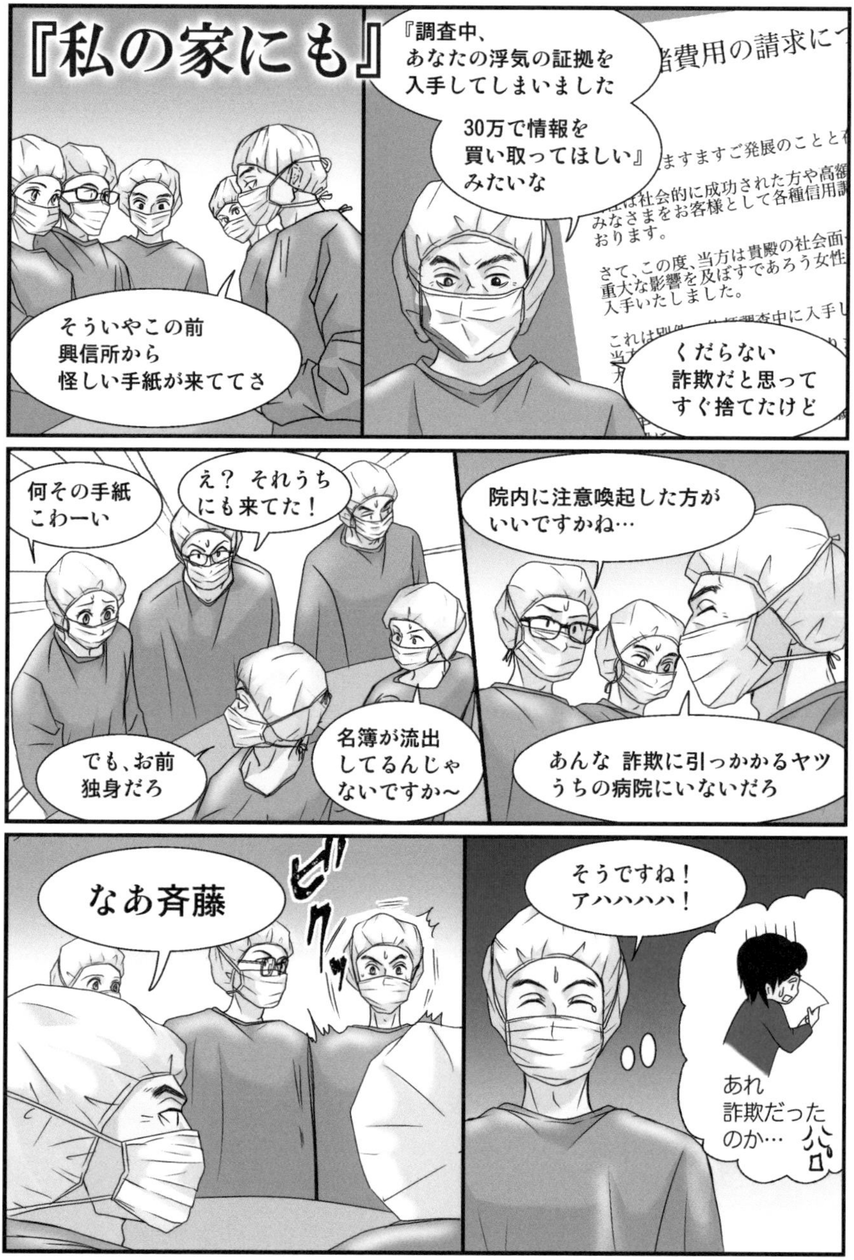
『私の家にも』
そういやこの前
興信所から
怪しい手紙が来ててさ
『調査中、
あなたの浮気の証拠を
入手してしまいました
30万で情報を
買い取ってほしい』
みたいな
くだらない
詐欺だと思って
すぐ捨てたけど
何その手紙
こわーい
え？ それうち
にも来てた！
でも、お前
独身だろ
名簿が流出
してるんじゃ
ないですか～
院内に注意喚起した方が
いいですかね…
あんな 詐欺に引っかかるヤツ
うちの病院にいないだろ
なあ斉藤
ビクッ
そうですね！
アハハハハ！
あれ
詐欺だった
のか…

「レバレッジ」の怖さの正体

レバレッジとは英語で「てこ」の意味。少ないお金で大きな取引を行う方法を表した金融用語です。

仕組みは単純で、「証拠金」と呼ぶお金を証券会社などに預けることで、証拠金の数倍から数十倍の取引を行うことができます。例えば外国為替証拠金取引（FX）で25倍のレバレッジをかければ、証券会社の口座にある100万円で、1ドル100円なら最大2500万円分のドルを購入することができるのです。

各金融商品の最大レバレッジ

- 外国為替証拠金取引（FX）　最大25倍
- 仮想通貨　最大4倍
- 先物取引　数十倍（商品で異なる）
- 株式信用取引　3.3倍

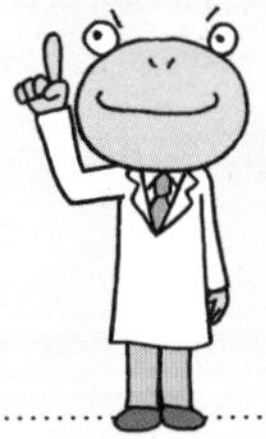

金融の世界で、レバレッジがよく「怖い」とされている理由は、これらの取引で損をした場合に損失がレバレッジの倍数分だけのしかかるだけでなく、場合によっては勝手に「損切り」をされてしまう点です。詳しい計算法は割愛しますが、例えばFXの場合は、証券会社に入れているお金のうち、外貨を買った分を除いた残金だけで為替変動による含み損をカバーできなくなる※と、自動的に強制決済されて、

損失が確定してしまうことになります。これを証拠金制度といいます。

※ 厳密には少しだけ違いますが、この感覚を持っておけば十分でしょう。また、自動的に強制決済される前に、追加の証拠金を振り込ませる証券会社もあります。

レバレッジをかけた投資は、特に通貨のような値動きが穏やかなものについては効率のよい取引を行えるというメリットがあります。ですが、「余裕資金の範囲で投資をするつもりだったのに、レバレッジをかけたために、知らず知らずのうちに生活資金にまで影響が及んでしまった」という体験談は数多くあります。

また、証拠金制度のある投資というのは、「基本的に富裕層が勝つゲーム」であることも知っておくべきです。価格変動のある金融商品をレバレッジをかけて買う場合を例にとります。手元資金が少ない人は、その金融商品が少し下落するだけで強制的に損切りをされてしまいます。損切りというのは「売り注文」ですので、損切りが発生するほど金融商品の価格は下がり、一時的に“実際の価値”よりも価格が下回ることになります。一方、手元資金が潤沢な人は価格下落に耐える（勝手な損切りをされない）ことが可能で、他のプレーヤーの強制的な損切りで価格が下がった商品を割安で購入できるのです。

カジノの必勝法として、まことしやかに語り継がれている「マーチンゲール法」。これは、「勝率が2分の1で、配当が2倍」のゲームでは、負けたら次にその賭け金の2倍を賭け続けることで、最初の賭け金を必ず回収できるという戦法です。しかし、この方法の落とし穴は、何回も連敗したときに次に賭ける手持ち資金がなくなると、強制的にゲームから下りなくてはならなくなることです（ベットリミットなど、別の落とし穴もありますが）。手元資金が少ない人ほど破綻しやすく、破綻した場合のダメージが大きいという点で、レバレッジをかけた投資に似ています。

レバレッジを何倍もかけた投資は、いわば借金をしてまで身の丈に合わない投資をするのと同じこと。そう考えると、借金をして物件を買う不動産投資も、レバレッジをかけた投資みたいなものだと気付くことができます。もちろん、ハイリスクな投資ゆえにハイリターンを望むこともできるのですが……。少なくともギャンブル性が高い投資だと自覚し、慎重に検討しましょう。

診療中にも…

悪いヤツらとの最初の接点

セールス電話がかかってくる仕組み

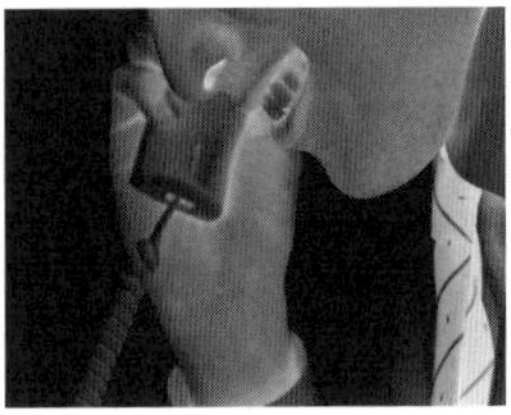

不動産投資の勧誘や、先物取引、未公開株などの売り込み電話が診療中に鳴り響く──。こうしたセールス電話に悩まされている医師は多い。医療機関の受付を強引に突破してきたセールス電話や、携帯電話番号などの個人情報を不正に入手しようとしてきた詐欺の手口を紹介する。

医療関係者を装い電話をつなげてきた

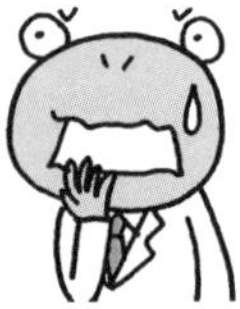

私宛てに実在の医師の名前で業者が電話をかけてきた。完全な嘘だったので業者に問いただしたところ「その医師と懇意にしているのだ」と、訳の分からない言い訳をしてきた。(40歳代病院勤務医、消化器内科)

「○○大学から論文に関する問い合わせです」「本日そちらの病院の当直医を派遣している医局から、急ぎの連絡です」という電話がいずれも不動産会社からだった。(40歳代病院勤務医、リハビリテーション科)

他の病院の名をかたって当直室に電話をかけてきたセールスマン。当直事務さんから転送され、電話に出てみると一方的にしゃべり始めた。(30歳代病院勤務医、総合診療科)

似ている音で受付をダマしてきた

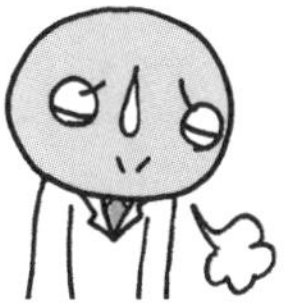

「○○クリニックの△△医師です」と名乗って病院の受付に電話がかかってきた。転送された電話に出たところ、「○○クリエイトの△△」からで、ただの営業電話だった。（40歳代病院勤務医、精神科）

当院の電子カルテは富士通製。「富士通から電話だ」とのことで出てみると、「先物取引の○△（似た会社名）」だった。（40歳代診療所勤務医、一般内科）

最近、自らの会社名をアルファベット3文字に略して名乗ってくる業者がある。SRLやBMLなどの検査会社っぽい雰囲気があるからか、病院受付がつい電話をこちらにつなげてしまうようだ。（40歳代病院勤務医、小児科）

医師個人の携帯電話番号を狙ってきた

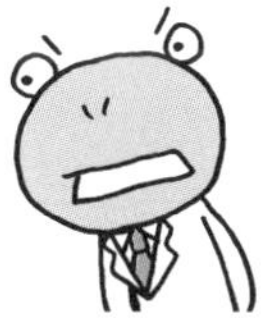

「同窓会の幹事をしているが、連絡先の分からない学友がいる」という電話にダマされ、自分と友人の携帯電話番号を教えてしまったことがある。その後、半年くらい、セールス電話が頻繁にかかってきた。（40歳代病院勤務医、救急科）

医局に宅配業者を名乗って電話が来た。配達のためと言って携帯の番号を聞き出されたが、その後、昼夜を問わず不動産投資の営業電話がかかってくるようになった。全て着信拒否している。（40歳代病院勤務医、呼吸器内科）

学友会を名乗って実家に電話され、親が私の携帯電話の番号を伝えてしまった。それ以降、何回もマンション購入の電話がかかってくる。待機の日に電話が来ると非常にストレスを感じる。（30歳代病院勤務医、代謝・内分泌内科）

Interview

『クロサギ』『正直不動産』の**夏原 武**氏に聞く

医師はなぜ悪いヤツらにダマされるのか

なぜ詐欺師は医師を狙うのか。医師のどういった心の動きに付け込むのか—。詐欺師をターゲットにする詐欺師が主人公の漫画『クロサギ』の原案者で、現在、不動産業界の暗部を描く『正直不動産』の原案を手掛けている夏原武氏に伺った。

——夏原さんは詐欺師や悪徳業者の内情に詳しいですが、彼らにとって「医師」という職業はどういう存在なのですか？

夏原　何しろお金を持っていますから、格好のターゲットでしょう。そして彼らは忙しい。付け入る隙がたくさんあります。医師の名簿は世に出回っているので、狙おうと思えばいつでも詐欺師は医師を狙える状況にあります。

「相手の職業を把握する」というのは、詐欺を働く場合の初歩です。特殊詐欺だって、その辺の人を手当たり次第に狙うなら「母さん助けて」でいいんですけど、医師の家庭を相手にする場合はちょっと手が込んでいる。

以前、私が聞いたのは、医師が非番でゴルフに行っている日を狙ったものでした。その医師はコースを回る最中、携帯電話の電源を切るんです。オンコールもない非番の日で。詐欺師はそこまで調べていた。

それで医師の自宅に電話して、「医療事故を起こして表沙汰にできないから、院長と副院長、自分の3人で1000万円ずつ用意しなければいけない。時間がなくて今すぐ3000万円、用立ててくれないか。その3000万円は保険で戻ってくるものだ」と伝える。奥さんは夫に確認の電話をするのですが、携帯電話の電

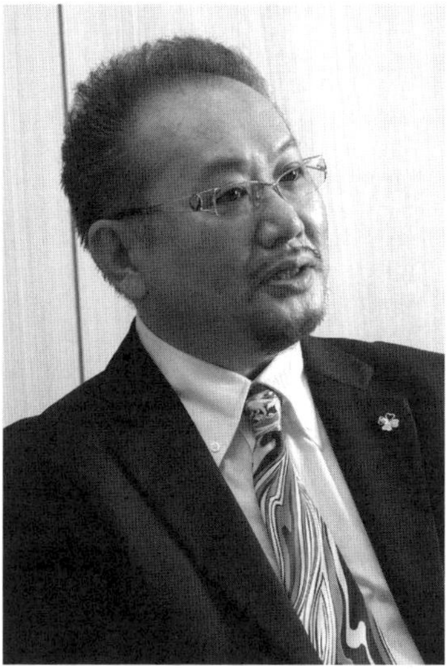

写真：花井 智子

源が入っていないから通じない。詐欺師は次の電話で「携帯が故障しているから、別の電話でかけている」と言う。それで完全にダマされてしまった。もうけが大きい詐欺の場合、詐欺師はそれなりにコストをかけて準備します。興信所に依頼してターゲットの身辺調査をすることだってある。

それでいて彼らって、相手から信頼されるために、よく医師の肩書を詐称するんですよ。詐欺師じゃないけど、附属池田小事件の宅間守（たくま・まもる）元死刑囚だって、お見合いパーティーで泌尿器科医を名乗っていました。詐欺師にとって医師というのは、狙う相手だし自分が名乗ることもあるという、ある意味、身近な職業ですよね。医師という肩書は社会的な信用度が非常に高い。こうした特殊な職業は、他に弁護士や政治家、あとは地域の名士という意味で住職くらいでしょう。

——医師は一般的に詐欺師や悪徳業者の口車にダマされやすいのですか？

夏原　医師は高学歴で頭が良いので普通の詐欺には簡単に引っかからないはずですが、特殊性のような部分を突かれれば弱いと思います。例えば、開業医は地域の名士ですから、体面を気にする。過去に、ある詐欺師が偽の麻薬売買サイトを作りました。そして開業医の息子を狙ってそのサイトにアクセスさせた。そして、アクセスログを持って開業医のところに行ったら、簡単に口止め料が取れてしまった。これも聞いた話です。

また、私は医療過誤問題のルポなどで医師にもよく取材してきましたが、そのときに受けた印象は、彼らは非常に閉ざされた世界にいるということ。医師会の選挙とか大学の教授選だって、買収合戦で全然フェアじゃないものもあるらしい

じゃないですか。「閉ざされた世界なら無理が通る」という選民意識を持ったとき、詐欺師はそこを巧妙に突いてくるのです。

少し前に世間を騒がせた不正入学だってそうです。私は、不正入学の本物のブローカーと、金だけ巻き上げて何もしない詐欺師の両方に会ったことがありますが、そもそも彼らに近付かなければいいんです。なのに、3年連続で詐欺師を信じてお金を払ってしまった医師もいましたよ。

あと、何というか「人が良い」医師が多いですよね。職業的な特徴だと思うのですが、医師はとにかく「人を信用して任せる」ことに慣れている。普段、医師って看護師や技師などのコメディカルを束ねるアンカー役を担っているじゃないですか。周りの人たちがきちんと働いてくれることが前提で、日々、信用して任せている。医師の多くは、社会に出てからずっとその環境でやっています。

悪徳業者や詐欺師は、医師のこの「お任せ精神」に付け込むんです。その代表が悪徳コンサルタントですよ。「私にお任せください」と言って、自分勝手なことをやる。人の良い医師は彼らを信用して任せてしまうんです。診療所の開業コンサルや病院の運営コンサル、または投資コンサルなどに全部任せて失敗してしまったという話はよく耳にします。

■ お任せ精神を狙う業者たち

──最近は不動産投資、特に集合住宅を1棟丸ごと購入して、サブリース契約を結ばないかといった勧誘を多くの医師が受けています。実際に、世を騒がせたシェアハウス投資事件に巻き込まれた医師もいて、このケースも業者とサブリース契約を結んでいたのが特徴です（150ページ参照）。

夏原　サブリース契約というのは、不動産会社が集合住宅を建物ごと一括でオーナーから借り上げて、入居者募集や運営を代行してくれる仕組みです。まさに、医師のお任せ精神にちょうど合う仕組みなんです。

もちろん、サブリースという契約形態そのものが詐欺とは言えません。ただ、集合住宅を管理する側が絶対に損しない仕組みであることは確かです。「家賃保証」のような甘い文句で誘っておいて、実は契約書をよく見ると「家賃を2年

なつはらたけし氏〇1951年、千葉県生まれ。大学中退後、ビデオ専門雑誌編集者を経て、裏社会や詐欺の手口などを取材するフリーのルポライターに。臓器移植ビジネスや医療過誤問題の取材で医療現場にも足を運ぶ。TVドラマ化・映画化された代表作『クロサギ』のほか、『新クロサギ』『逃亡弁護士成田誠』の原案、『闇金ウシジマくん』の取材協力なども手掛ける。現在、原案を手掛ける『正直不動産』は、2020年4月に単行本第8集が発売予定。

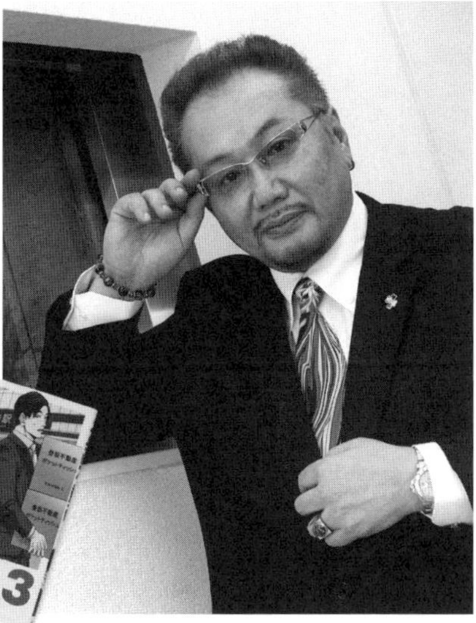

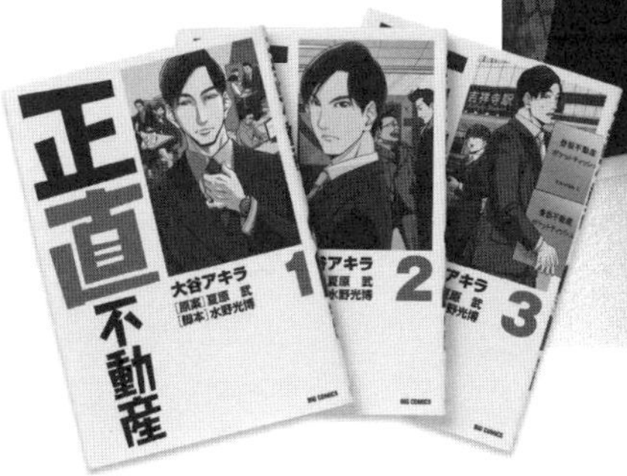

おきに見直す」などと管理側に都合の良い内容が書かれていることが多い。

あと、通常の不動産投資と比較して、サブリース契約の怖いところは、「1棟丸ごと運営を任せる」ことになった途端、「住まいを建ててそこに人が暮らす」という感覚が失われることです。オーナーは、「賃料」や「利回り」といった紙の上に書かれた数字しか意識しなくなる。そうなると、建物の立地や造りなんてどうでもよくなってしまいます。悪徳業者はその心理を突くのです。

スマートデイズは、シェアハウスというニッチな分野で一気に業績を伸ばしました。でも、あそこの物件は「こんな立地でやるのか」という場所にバンバン建っている。造りも非常に雑です。見ればすぐ分かるんですけどね。

――今回、被害に遭った医師は「遠隔地に物件を建てたため、建物を見に行けなかった」と話しています。

夏原　そこなんです。悪徳業者がサブリース契約を勧める場合の鉄則は、「オー

ナーに物件を絶対に見せない」ことです。見せると、周囲の環境や建物の造りの悪さがばれますから。関東の人であれば関西に建物を建てる、関西なら関東といった具合です。

多くの医師はオンコール対応などもあって学会でもなければ簡単に長距離移動ができません。恐らく業者は、「先生はお忙しいでしょうから、結果は全て報告します。写真でもビデオでも撮ってお知らせします」などと言って被害者からの信頼を勝ち取ったのでしょう。

ちなみに、「簡単に見に行けないところに投資させる」というのは、詐欺の基本的な手法です。古くはハワイの不動産投資。他には、海外のカジノ業者への投資だったり、フィリピンのエビ養殖事業への投資など、過去に山ほど事例があります。

■いつの間にか相手のペースに

――シェアハウス投資事件の例では、医師が悪徳な不動産会社にダマされてしまったわけですが、夏原さんが手掛けている漫画『正直不動産』でも、かなり悪徳な業者が登場します。

夏原　法に触れないところで客をダマして利益を最大化しようとする不誠実な会社があるのも事実です。業界の取材をしていて、漫画に出てくる事例より、もっとひどい話もよく聞きます。

これは不動産業界の悪しき慣習なのですが、いまだに営業担当の中には、告知義務違反になることを除けば「聞かれないことには答えない」というスタンスの人が多いのです。不動産の契約をする際は、業者と顧客の情報格差が非常にあるということを意識しておいた方がよいです。

ただ、個人が不動産について勉強することは無駄ではありません。契約の際に業者に色々質問することで、「知識のある客だ」と感じさせることはできます。そうすれば彼らに「じゃあ、真っ当な物件を出すか」と思わせることができる。

――優良な業者を見分けることは難しいのでしょうか。

夏原　かなり難しいと思います。不動産業界は「会社の規模が大きいから安心」というわけでもないのです。見分けるポイントがあるとすれば、「会社の経営者の考え方」でしょう。不動産を「カネを生み出す道具」だと考えているか、「生活の場」だと考えているか。もちろん、ちゃんとした経営者はいて、そこの社員は真っ当に仕事をしています。

そもそも不動産会社というのは、善良にやっていても利益が出る。不動産売買であれば仲介手数料として最大「売買価格の3％＋6万円＋消費税」が取れるビジネスなんです。ただ、多くの業者は様々な手法でそれ以上の利益を狙ってきます。

――最後に、医師が詐欺や悪徳ビジネスに引っかからないためには、どうすればいいのでしょうか。

夏原　とても単純な理屈です。もうけ話を持ちかけてくる人には、「じゃあ、それを自分でやればいいじゃないか」と返せばいい。まあ、ここまでは簡単に実践できると思います。

でも、そこからが彼らとの知恵比べです。彼らは相手に寄り添うのが本当にうまい。寄り添って警戒心を解くんです。「資金がある人にしかできない」と言ってくる場合もあるでしょう。または「仲が良いので教える」とか、「地域のためにやってください」とか。様々な理由で説得してきます。そこで相手のペースに乗せられないことです。

先ほども話に出ましたが、医師は日々の業務で看護師や事務職員などを束ねるアンカー的な存在を担っています。そして、患者も基本的には言うことを聞いてくれる。医師は職業柄、相手をコントロールすることに慣れているのです。

一方、人をダマすときの基本って、相手にコントロールされているように見せかけることなんですよ。自分に親身になって寄り添ってきた人がいて、一見、その人の行動を支配できていると思っていても、ふと「これって相手のペースに乗せられていないか？」と立ち止まってみること。それが大事だと思います。

（2018年10月16日収録）

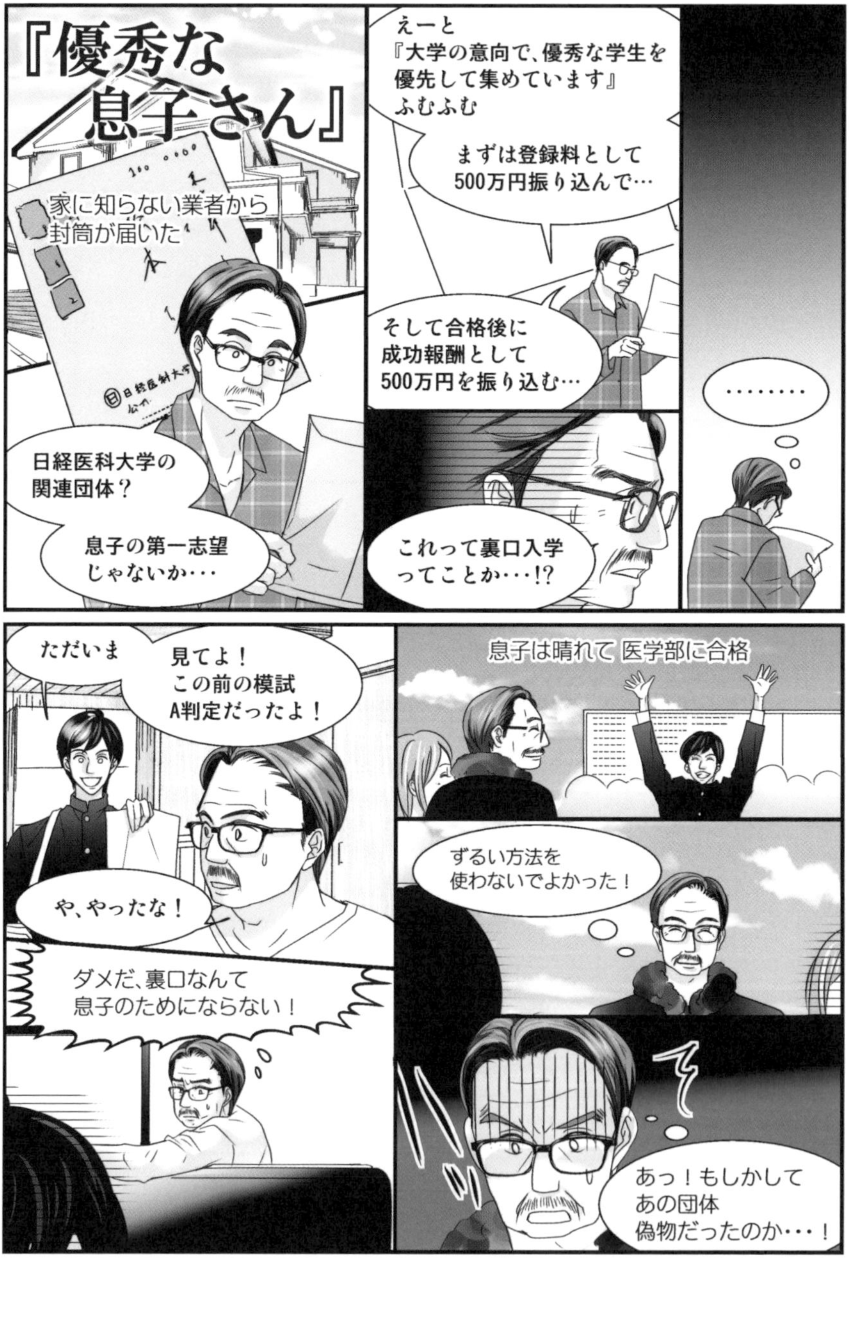

『優秀な息子さん』
家に知らない業者から封筒が届いた
日経医科大学の関連団体？
息子の第一志望じゃないか・・・
えーと『大学の意向で、優秀な学生を優先して集めています』ふむふむ
まずは登録料として500万円振り込んで…
そして合格後に成功報酬として500万円を振り込む…
………
これって裏口入学ってことか・・・!?
ただいま
見てよ！この前の模試A判定だったよ！
や、やったな！
ダメだ、裏口なんて息子のためにならない！
息子は晴れて 医学部に合格
ずるい方法を使わないでよかった！
あっ！もしかしてあの団体偽物だったのか・・・！

被害者の告白③

ダマしの手口 ▶▶▶ 取材商法

ラジオ番組でおだてられ あやうく取材商法の 餌食に…

「先生に、ラジオ出演の依頼がありました」。ある日のこと、職員からそんな連絡を受けた。うちは、祖父の代から３代続く診療所。地域医師会の役員もしているし、取材を受けることはしばしばで、そうした問い合わせは慣れっこだ。資料を見ると、ジャーナリストのＡ氏がパーソナリティーを務め、毎回、ゲストを呼んで対談する30分番組らしい。過去には議員や経営者などそうそうたるメンバーが出演している。「こんな番組、誰が聞くのだろう」と思ったが、「一切費用はかかりません」とのことだし、断る理由もなかったので、出演をOKした。

「その話、書籍に残しませんか」

収録当日、Ａ氏はラジオ局で出迎えてくれた。60歳代半ばで恰幅の良い、押しの少し強そうな男性で、「いやぁ、先生、本日はようこそ！」と、最初から、かなりフレンドリーだ。慣れた様子で番組を進行させ、収録は終始和やかに、滞りなく終わった。収録後、Ａ氏は「いやぁ！ 先生の話は素晴らしい。こういう話は、もっと多くの人に知ってもらうべきです」と言い、そして「ラジオだけではもったいない。書籍に残しませんか」と持ちかけてきた。

本気とも思えなかったので、「そんなことができればいいですね」と曖昧に返事したところ、Ａ氏は「一度、お話をさせてください。連絡させてもらいますよ」

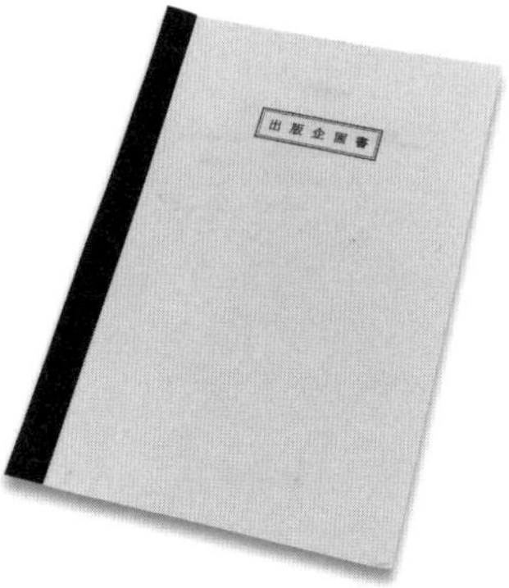

A氏と編集担当氏が10ページにわたる出版企画書を持って、やってきた。

と畳み掛けてきた。

翌日、○○企画出版の編集担当を名乗る人物から電話があり、「A氏と一緒にうかがうので、時間がほしい」と言ってきた。面倒な気もしたが、むげに断るのも悪い気がして、3日後に会うことに。すると彼らは、出版企画書 左写真 を持ってやって来た。そこには、書籍タイトル、体裁、定価、発行部数、刊行予定日まで書かれており、さらにクリニックの歴史や、私の生い立ち、クリニックの理念や活動など、4章に分けた構成まで出来上がっていた。

「この内容なら、たくさんの人が読みますよ」とA氏。私が知る、隣の県の開業医の名前を出し、「あの先生もいいのですが、話のインパクトが少し足りなくて。その点、先生なら……」などと言ってくる。リップサービスだと分かっていながらも、悪い気はしない。

そんなやりとりをしているうちに、A氏は「先生は、やっぱり子どもの頃からクリニックを継ごうと思っていたのですか」と、よもやま話とも取材ともとれる質問をしてきた。聞かれるがままに、子どもの頃の話や医師を志したきっかけなどを話すと、A氏は、非常に興味深そうに聞き入り、どんどん話を引き出していく。気が付いたら1時間半ほどが経過していた。A氏は「いやぁ、やっぱりこれはイケますね」などと大げさにホメちぎって、「次回はもう少し本格的にやりましょう」と、次回の日程を決めて帰っていった。

■ まあ、630万円なら助かるけど…

次回、A氏は「ちょっと書き始めてみました。どうですか」と原稿を持ってきた。どうもこうもない。私は、まだ出版をOKしたわけでもないし、さすがに心配になって口を挟もうとした瞬間に、A氏は「そうですよね、契約がまだでしたね」と、絶妙なタイミングで言ってきた。

そして、編集担当氏が契約書をカバンから取り出した。だが、まだ渡してくれない。A氏は私の正面に座り直し、真剣な表情を見せながら、この書籍の出版はまたとない機会であることをひとしきり力説し、「で、先生には2つだけお願いがあります」と言ってきた。

「1つは、取材の時間を作ってもらうこと」とA氏。2時間程度の取材を5回行いたいという。そして「お時間は大丈夫でしょうか」と念を押してきた。本1冊作るのに、その程度で済むのかと思いながら、「大丈夫だと思う」と答えた。

するとA氏は「もう1つは、出版費用の一部をご負担いただきたいのです」と続けた。1万5000冊を発行するうちの、5000冊を当クリニックに納品するので、定価（2000円）の8掛けでよいので、その代金を負担してほしいという。つまり書籍代として800万円が必要で、さらに、企画および取材費として150万円も必要だという。「合わせて950万円……」とひるんだ。が、これだけの書籍を作るのは簡単ではない、他の出版社と比べて、うちは安い方だと編集担当氏。

さらに、この本を書くために、A氏はこの先、半年間の仕事をキャンセルしたこと、既に原稿を書き始めており、プロジェクトが動き出していることなどを強調してきた。

そして、編集担当氏は「5000冊が多いということであれば、3000冊でどうでしょう。そうすれば、480万円と企画・編集費の150万円で、630万円で済みます。うちは厳しくなりますが、A氏もやる気になっていますし、ここでご破算にされると、こちらも困ります」。

そう言われて、つい「まあ、630万円なら助かるけど……」と言ってしまった。編集担当氏はすかさず、「では、この契約書を作り直してお送りしますので、押印して送り返してください」と言い、A氏が「では、頑張りましょう」と握手を求めてきた。

スタッフの一言で救われた

冷静に考えると、630万円は決してはした金ではないし、勝手に話を進めておいて「困る」も何もない。ここで、はっきり断ればよかったのだ。しかし、出版

に金がかかるのは当たり前。「まさか、無料と思っていたわけではないですよね」といった雰囲気を醸し出され、「プロジェクトは、ここまで進んでいる」と繰り返し言われると、きちんと確認しなかった自分が悪い気になり、断ることができなかったのだ。

翌日、早速契約書が送られてきた。今さら、断るなんて、相手にも悪いし、そもそもカッコ悪い。まあ、待合において患者に配ってもいいか。そんな風に思いながら契約書を眺めているところへ、最初に電話を受けた職員が通りかかった。本を作ることになった経緯を話したところ、彼女は「先生が本を作りたいのなら、いいのですが、そうでなければやめましょう」とキッパリ。その一言で我に返った。

確かにそうだ、その通りだ。

しかし、ここまで話が進んでいるのに、どうやって断ればいいのか。すると彼女は、「私が断りますよ」と言い切った。そして、秘書兼経理担当者という立場を名乗って、編集担当氏に電話をかけ、院長はああ言ったが、半年で5回の時間が取れそうにないこと、クリニックの改装を控えていて630万円の費用を捻出するのは難しそうであることを話し、「申し訳ないが、今回の話はなかったことにしてほしい」と毅然として伝えた。ちなみに、クリニックの改装の予定はない。すると相手は、あっさりと引き下がったという。その後、編集担当氏からも、A氏からも何の連絡もない。

こうして私は、数百万円に上るお金を出さずに済んだ。

（※一部内容を改変しています）

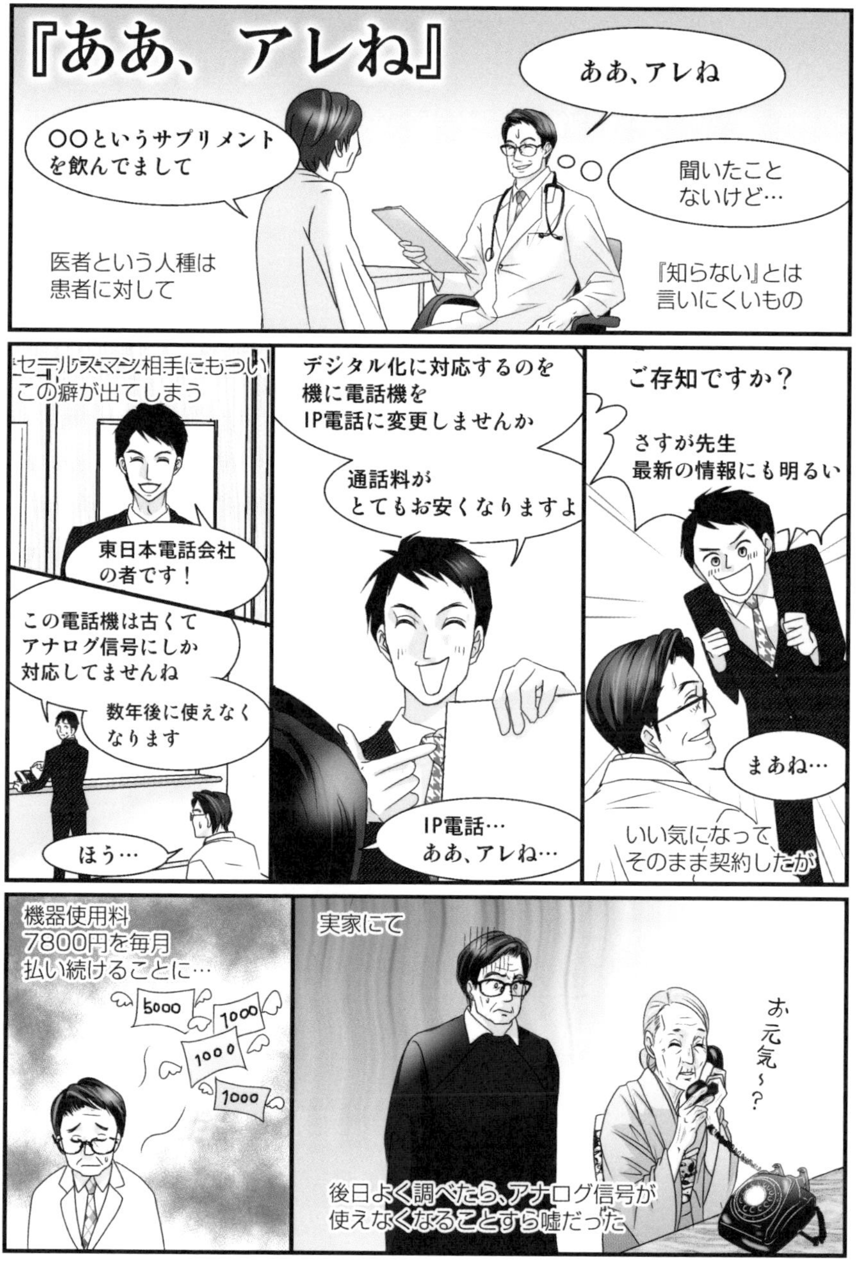
『ああ、アレね』
○○というサプリメントを飲んでまして
医者という人種は患者に対して
ああ、アレね
聞いたことないけど…
『知らない』とは言いにくいもの
セールスマン相手にもつい
この癖が出てしまう
東日本電話会社の者です！
この電話機は古くてアナログ信号にしか対応してませんね
数年後に使えなくなります
ほう…
デジタル化に対応するのを機に電話機をIP電話に変更しませんか
通話料がとてもお安くなりますよ
IP電話…
ああ、アレね…
ご存知ですか？
さすが先生
最新の情報にも明るい
まあね…
いい気になって
そのまま契約したが
機器使用料
7800円を毎月
払い続けることに…
5000
1000
1000
1000
実家にて
お元気～？
後日よく調べたら、アナログ信号が
使えなくなることすら嘘だった

Interview

絶対にダマされたくない！

悪いヤツらから身を守る5カ条

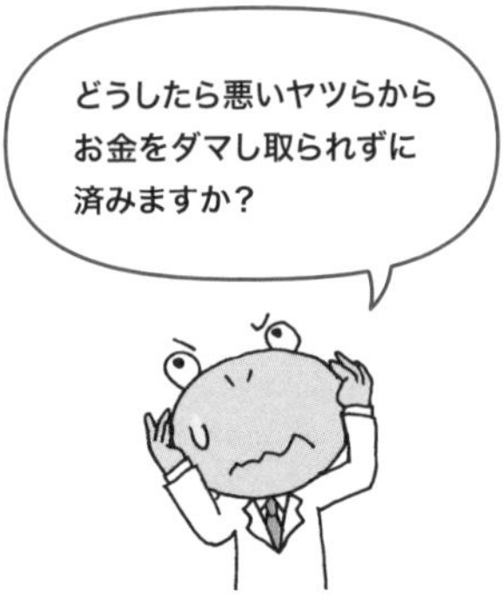

立正大学心理学部対人・社会心理学科教授の 西田 公昭 氏に聞く

お金はそこそこ持っているが、忙しくてお金の使い道を考える余裕がない――。そんな医師は、悪いヤツらの格好の餌食だ。ヤツらは医師という職業を徹底的に研究し、リアリティーのあるシナリオを準備して、虎視眈々と医師の懐を狙っている。そんな“プロ”に対抗するにはどうすればいいのか。社会心理学者の西田教授に聞いた。

人がダマされる最大の理由は「脆弱性の無知」です。脆弱性の無知とは、「自分が弱いという事実を知らないこと」を表した社会心理学の用語です。

人は、「自分はダマされない」とか、「ダマされるほどバカじゃない」と思いがちです。でも実際は、人は弱く、簡単にダマされます。「そんなことはない」という人は、ダマされたことに気付いていないだけ。ダマされないようにするには、脆弱な存在であることを自覚し、「ダマされるかもしれない」と思うこと、警戒することが大切です。

警戒した上で、お金を出すときにはきちんと調べる作業を怠らないように。大きなお金を出す場合には、コストを掛けてでも調べることが必要でしょう。相手の手口を知ることも重要です。典型的なダマしの手口は幾つかあります。例えば、「今が最高のチャンスです」「あなたは特別です」と希少性を強調したり、「あの方もやっていますよ」といった社会的合意情報を持ち出す方法などです。

悪いヤツらに
ダマされないための
5カ条
（西田氏による）

- **一、必ず誰かに相談する**
- **一、情け容赦なくNOと言う**
- **一、ダマしの手口を知っておく**
- **一、お金を出す前に調べる**
- **一、「自分は大丈夫」と思わない**

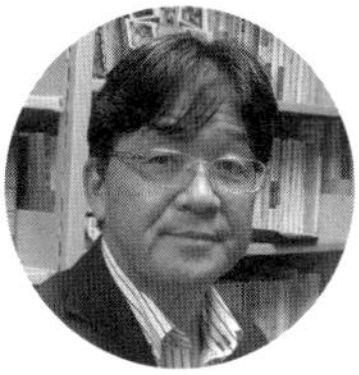

にしだきみあき氏○1984年関西大学社会学部卒業、1991年静岡県立大学助手、1994年スタンフォード大学客員研究員、2003年静岡県立大学准教授を経て現職。2017年より日本グループ・ダイナミックス学会会長。カルト宗教のマインドコントロール研究や詐欺・悪徳商法の心理学研究の第一人者としてマスメディアでも活躍。著書に「だましの手口」（PHP研究所、2009）など。

感情のゆさぶりにも要注意。相手は、恐怖や不安、焦燥感、甘い気分、責任感、罪悪感などの感情を喚起するような言葉を投げかけてきます。こうした感情を持ったとき、人は判断を誤ります。他にも、最初に高い金額を提示して驚かせておいて、ディスカウントすることで安く感じさせたり、勝手に話を進めておいて断ろうとすると、「今さら困る」などと、こちらに落ち度があるような言い方で感情をゆさぶってきます。そうした手口を知っておくことです。ダマされた人の体験談を聞いておくのもよいでしょう。

その上で、断る勇気を持つ。多くの人は、「断るなんて簡単だ」と思っていますが、甘い気分や罪悪感を抱いている状態で、きっぱりと断るのは案外難しいものです。でも、「相手に悪い」「良くしてもらったのだから」という思いと、「お金を払う」のは別のこと。そこはきちんと切り分けて、情け容赦なく断る勇気を持ちましょう。

そして最後に、お金を出す前に、必ず他の人に相談するようにしてください。相手はプロですから、あの手この手で攻めてきます。その状況下で冷静に対応できる人はいない。本気で攻められたら、ダマされない人なんていないんです。で

すから、お金を出す際は決して即断せず、恥ずかしがらずに誰かに相談してください。誰かの冷静な一言で我に返ることができます。

ちなみに、消費者センターや国民生活センターは、被害に遭った後に相談する機関のように思っている人が多いのですが、実は被害に遭う前でも相談に乗ってくれます。そうした公的機関を上手に使うのもよい方法だと思います。

（談）

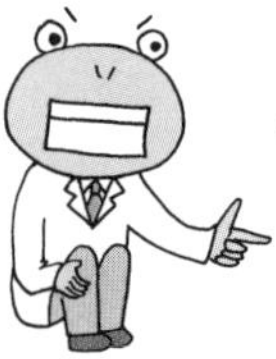

他にも
こんな悪いヤツらに狙われた

ヒモ男から「機材を買えば仕事の依頼が増える」と言われ、お金を貸した。さらに、某ゴールドカードの家族会員カードを作ってほしいと言われ、せがまれるままカードを渡した。後日、私の虫の居所が悪くなり、カードを解約したら600万円使われていた。借金を返済していたようだ。私が貸したお金も返してもらえなかった。（50歳代、医師）

探偵事務所からの脅迫状が家に届いた。「調査中、たまたまあなたの浮気の証拠をつかんだので買い取ってほしい」という内容。院内の他の職員にも同一文章の脅迫状が届いていたようだ。手術中、その脅迫状の話題で大いに盛り上がったのだが、1人だけずっと口をつぐんでいる男がいた。医師や弁護士を狙ったものらしく、被害に遭った人がそれなりにいたようだ。

（60歳代診療所勤務医、総合診療科）

「富裕層向けのビットコイン格安販売」をうたう業者にアプローチされたことがある。どう考えてもカモにされるだけ。

（30歳代病院勤務医、呼吸器内科）

健康食品のようなものの広告に勝手に名前を使われた。
（40歳代病院勤務医、心臓血管外科）

周辺地図に診療所の広告掲載を持ち掛けられ、掲載料を前払いで支払った。しかし、広告は全く掲載されず、料金だけ持ち逃げされた。
（60歳代開業医、一般内科）

子どもの医学部入学をあっせんするという業者から手紙が届いた。入試前に500万円、合格後に500万円を支払えば便宜を図るというもの。恐らく合格した受験生の親には500万を要求し、不合格だった場合は連絡が取れなくなるのだろう。無視したが、一瞬迷ったのも事実。
（60歳代病院勤務医、呼吸器外科）

レバレッジの仕組みを理解しないまま、業者に「少ない資金でも効率的に投資ができる」といわれ、先物取引を勧められた。損失が出た際に、業者に言われるまま追加証拠金を振り込んだら、莫大な損失になった。
（50歳代病院勤務医、脳神経内科）

「医療事故を起こした」と実家に振り込め詐欺の電話が来た。途中で気付き、金銭的な被害はなかったが、母親がショックで寝込んだ。
（50歳代診療所勤務医、産科・婦人科）

勤務医の名前をかたって病院の当直事務に電話をかけ、「携帯をなくしたから」と言って、医局の医師全員の携帯電話番号を聞き出そうとする事件が以前あった。
（50歳代診療所勤務医、総合診療科）

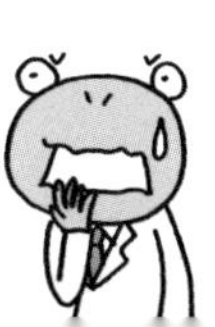

医師を狙う

ダマしの手口　辞典

本章の最後に、医師を狙う様々なダマしの手口を紹介する。完全な詐欺的手法もあるが、中には「一部、悪質な業者が存在するものの、多くの業者はまっとうにやっている」という項目もあるので、あくまで皆さんが冷静な判断を下すための参考資料として活用してほしい。

あ行

悪徳コンサルタント

開業支援の名目で、無料または格安の顧問料でコンサルタント契約した上で、内装工事や物品購入の際に、特定の業者からの購入を強く勧め、裏ではその業者から多額のマージンを受け取る。不動産会社と結託し、駅前の良い物件で開業する条件として、コンサルタント契約に加えて内装工事・物品購入の発注先を限定してくるケースもある。医師が適正価格を判断するのは難しいので、外部への発注の際に複数から見積もりを取ってくれる人を選ぶこと。

医療監修の罠

「医師」という肩書は、世間からの信用が非常に厚い。医師としてある程度有名になってくると、健康食品・健康器具を売る会社や医療・健康情報に関する記事を集めたウェブメディアなどが、それなりの対価を払って「医療監修」を求めてくることがある。その商品の中身や、メディアの質をよく検証せずに監修を請け負うと、本意ではないのにエセ科学でしかない商品を絶賛する“広

告塔”になってしまうことも。医師専門の人材派遣会社でこうした仕事が回ってくるなど、一般的な医師にまでこうしたオファーが来るようになっている。過去には、健康情報を集めたウェブメディアに勝手に名前を使われ、「監修」扱いにされていたという被害もあった。

裏口入学詐欺

「知り合いの大学教授に口利きして、お子さんを医学部に合格させてあげますよ」と勧誘され、見返りに金銭を要求してくる。過去に、医学部への裏口入学は実際に存在したため、「ウソではない」可能性もあるだろう（道徳的なことはさておき）。しかし、金銭をダマし取られるだけで合格できなかったとしても被害者側にも負い目があるため、結局、泣き寝入りせざるを得ない。このような「お金を出す側が立場の低い契約」には手を出さない方がよい。

浮気調査詐欺

ある日突然、興信所（探偵事務所）を名乗る組織から、「偶然、あなたの浮気現場を写真に撮りました」という連絡とともに、写真代や調査費の名目で金銭を要求される。実際は同じ文面を不特定多数に送っているだけだが、身に覚えのある人は思わず金銭を支払ってしまう。

か行

架空請求

アダルトサイトの閲覧費用やインターネット接続料など、身に覚えがない料金を請求される。「消費料金に関する訴訟最終告知」と書かれた、アバウトな内容のはがきが送られてきて、そこにある電話番号に連絡しないと訴訟や差

し押さえを執行すると脅されることも。実際に連絡すると、訴訟の取り下げ費用などと称して料金を請求される。

教科書売りつけ商法

悪徳セールスの一種。「医局員はみんな買っている」「（大学の同級生の）○○先生も大変重宝している」などと言われ、実際は使わない高価な英語の教科書を買わされたという被害が存在する。医療英会話の教材を押し売りされた人も。医師という職業は、病院ウェブサイトの「担当医紹介欄」などで、出身大学や卒年などの個人情報が公表されることが多い。セールスマンから「同級生を知っている」と言われても、安易に親しみを覚えてはならない。

金融投資詐欺

損をするリスクや手数料の相場などを理解した上で金融投資を行う分には構わないが、「あなたの貯蓄は運用しないともったいない。私どもに全てお任せください」という誘い文句には要注意。割高な手数料を取られたり、身の丈に合わないレバレッジをかけた先物取引などを勧められ、大損することがある。そもそも、「お任せタイプ」の投資会社の中には、金融商品の売買を行いたいときに「担当者に相談する」という仕組みのところがある。こうしたところは、突然電話がつながらなくなったり、「追加証拠金をもっと入れれば大丈夫」と説得されるなどして、望んだタイミングで売買できないリスクも。やるなら、インターネットなどで売買注文を自分で完結できる業者を選ぶこと。

個人情報詐取

医師の携帯電話番号は詐欺師や悪徳セールス業者にとって大きな価値がある。「学友会」「同窓会の幹事」「大学の人事などを名乗って実家に電話され、家族が番号を流出させてしまうことがある。

さ行

「時間がありません」というトリック

人をダマそうと思ったら、とにかく相手に考える時間を与えないのがセオリーだ。時間を制限されると、人は判断が鈍る。インターネット通販の商品紹介ページにある「20％ OFF」という文字の下に「あと1日12時間45分34秒」などのカウントダウン表示を見たことがある人は多いはず。開業医向けのセールスなどでも「同じ診療圏の開業医に先に契約されると、貴院とは契約できない決まりなので、早めにご検討ください」などと焦らされることがある。どんな状況でも、営業担当者から「時間がない」と言われたら、あえて一度、立ち止まる勇気を持ちたい。

知ったかぶりの罠

医師は患者から「知識人」のキャラクターを期待されているため、ついつい日常的に知ったかぶりをしてしまう。セールスマンから「先生もご存じだと思いますが……」と、実際は存在しない医療制度や人事労務制度などの変更を話題にされたとき、それを調べもせずに知ったかぶりをして、対応するために不必要な出費をしてしまうことがある。

取材商法

出版社から取材の依頼が舞い込み、有名人がインタビュアーとして来訪、取材が実際に行われる。その後、頃合いを見て出版社から「掲載料として数十万円かかる」と言われ、ほとんど流通していない雑誌に載るために出費せざるを得ない状況に追い込まれる。似た手口として、講演会の講師として呼ばれるも、なぜか直前に「参加費」を請求されるパターンがある。

消火器取り替え商法

業者が勝手に診療所を訪れ、消火器の点検を行い、「交換が必要だ」として割高な消火器を院長に買わせる手法。「消防署の方から来ました」（どの方角にも消防署はあるためウソではない）というセリフが有名で、古典的な手口として知られる。最近は「NTTの関連会社です」（どう関連しているのかは言わない）などと名乗って、ネットワークの設備点検と称して院内に入り、必要ないのにシステムの入れ替えを提案してくる手口が報告されている。

節税商法

「個人が節税のために不動産などの不必要な物を買う」という行為は、基本的に誤った選択だと考えた方がよい。必要な物を買った際に、可能なら税金還付の申告をするのが正しい節税であり、（1）お金が欲しい→（2）手取り収入を増やしたい→（3）節税をしたい→（4）不必要な物を買う、というロジックは破綻している。実際は、（4）の不必要な物をローンで買わせるなどして、目先の2〜3年の税金を減らして手取りが増えたよう見せかけるのがダマしの技法になっている。お金が欲しいなら、収入を増やすか、節約して支出を抑えるしかないことを肝に銘じたい。

た行

デート商法（結婚詐欺）

女性から「私に会いにお店に来てもらえませんか」と言い寄られ、気があると勘違いした男性が宝石店などで不必要な物を買わされるといった悪徳セールスの一種。恋愛感情を利用した詐欺としては結婚詐欺もあり、高収入かつ忙

しい（一緒にいる時間が短くて済む）医師は、男女問わず狙われやすい傾向にある。

な行

なりすましメール

医師は、患者の病歴という個人情報の中でもさらに慎重に扱う必要がある「要配慮個人情報」に触れる機会が多い。原則、データの持ち出しは厳禁だが、加えて個人・共有パソコン問わず、コンピュータウイルスの感染にも注意すべきである。近年、猛威を振るっているのが「なりすましメール」によるウイルス感染。知り合いから来たように装ったメールの添付ファイルなどをクリックするとウイルスに感染してしまう仕組みで、攻撃メールは日々進化を続けている。冬に「賞与」「ボーナス」などのタイトルでメールが送られるなど、その時の旬な話題を取り入れるのは常とう手段で、2020年からは「新型コロナウイルス」「マスク」を話題にする攻撃メールも報告されている。

は行

バイナリーオプション詐欺

近年、為替相場が上がるか下がるかを予想する金融商品である「バイナリーオプション取引」がはやっている。SNSで知り合った相手から「必ずもうかる」などと勧められ、紹介された海外の業者と取引を始めることが多い。金融商品取引法に基づく登録を受けていない海外業者との間では、突然連絡が途

絶えてしまうなど、出金トラブルも多発している。

ハゲタカジャーナル

論文掲載料による収入のみを目当てにしたオープンアクセスジャーナルのこと。有名雑誌と似た名前やウェブサイトの雰囲気で、さも権威があるように錯覚してしまうが、査読をほとんどせずに公開されるため、掲載論文の質が担保されず、それでいて高額な掲載料を要求される。こうしたジャーナルに掲載しても反響は薄く、著者の業績にもほとんどならない。むしろ、論文の掲載取り下げに出版社がなかなか応じないケースもあり、著者が二重投稿のリスクを抱えることもある。

ビットコイン商法

「富裕層向けのビットコイン格安販売」をうたう業者などのように、「流行物」をネタにする怪しげな投資話はいつの時代も出てくる。よく考えればおかしいと気付きそうなものだが、「先生だけに」「先着順」などの言葉で判断力が鈍ってしまう。他にも「ソーシャルレンディング」(インターネットを用いた個人から企業への投資手法)など、今どきの手法に何となく乗せられてリスクの高い投資をしてしまうケースが後を絶たない。

不動産投資の罠

「節税商法」の項目でも触れたが、「節税のために不動産を買いませんか」という誘い文句は基本的に論理が破綻している。少なくとも不動産投資をするなら、賃貸収入を得て何年かで購入費用(不動産の価値減少分)を回収する絵が描けていないとならず、事業用不動産購入用のローン金利、不動産運用会社への手数料支払い、不動産の修繕費やエアコンの修理費用、収入が発生した際に増える税金なども考慮して利益が出るようでないとやる意味がない。

借金をせず、余裕資産の範囲で不動産に投資したい人は、REIT（不動産投資信託）などを小口で購入するという選択肢もある。

プリカ詐欺

SNSなどでプリペイドカードの購入を指示される詐欺の手法。「教授主催のパーティーで使用するので、プリペイドカードを購入してほしい」などの指示が心当たりのない差出人から来ることもある。コンビニエンスストアなどで売られているプリペイドカードは、カード自体には何の価値もなく、そこに書かれている文字・記号が全ての価値を持つため、写真などを撮って送るとその瞬間、送金が完了したことになってしまう。

振り込め詐欺

対面することなく電話などで被害者をダマし、現金などを詐取する特殊詐欺の一種。劇場型詐欺で、電話の相手は家族を装うだけでなく、警察官、弁護士、暴力団関係者を装う手口もある。医師の場合、実家にいる親などに「あなたのお子さんが医療事故を起こしてしまいました。示談金を用意してください」という電話が、勤務先の副院長や事務長などと称する人間からかかってくることが多い。最近は、金を振り込ませたり受け取ったりするところまで演じきるのではなく、家に用意した金があると確認した時点で強盗に押し入る「アポ電強盗」も多いので、家族に警戒を促しておきたい。

「返金保証」商法

「効果が見られなければ返金します」という宣伝文句。健康食品やダイエット商品、または「必ず勝てる投資術」などの情報商材の広告でよく見かけるが、効果を保証するものでは全くないことに注意したい。これは、シミュレーションをすれば簡単に理解できる。例えばある「必ず勝てる投資法」の勝率を

50％だとする（赤ちゃんが投資をしても、多分50％ぐらいの確率で勝てる）。この情報商材を10万円で売る。原価は２万円で、１つ売れれば８万円のもうけだ。これを「効果が見られなければ返金します」という宣伝とともに20人に売り、10人は投資に成功したので大喜び、10人は投資に失敗したため返金を求めたとしよう。売り上げは200万円だが10人に返金したため100万円になった。原価は20人分かかるので40万円。つまり業者は、こんな商品でも60万円の利益を上げることができるのだ。

ポンジ・スキーム

いわゆる“悪意のある自転車操業”のこと。高利回りをうたって投資家からお金を集め、当初は集めたお金の中から配当金を支払いつつ、ある程度規模が大きくなったら事業を破綻させてお金を持ち逃げする手法をいう。和牛オーナー商法をはじめとする「預託商法」（他にも健康器具、太陽光発電パネルなどの商材も有名）でこのスキームが使われることが多い。実際には物品やそれを運用する事業は存在しないが、きれいに作られたパンフレットや映像によって、あたかも存在しているように信じ込まされてしまう。

ま行

マルチ商法

ネットワークビジネスともいう。ある商品に会員価格が設定されており、既存会員が新規会員を勧誘すると報酬を得られるなどのインセンティブがあるのが特徴。新たな会員がさらに別の新規会員を勧誘していくことで連鎖的に販売組織を拡大していく。正式名称は「連鎖販売取引」。商品を介していない

場合は「ネズミ講」として違法だが、商品があっても特定商取引法などの法律でかなり厳しく取り締まられており、過去に合法なマルチ商法をうたっていた企業が違法と判断されたケースも少なくない。縦横の人間関係が濃厚な医師は、「先輩の誘いを断れない」などの理由で不本意ながら勧誘されてしまうことがあるため注意。

未公開株詐欺

金融取引の一種で、「未公開株」「社債」「事業への投資」「国内では換金困難な外国通貨」といった、一般ではアクセスできない投資話を「あなたにだけ特別に」という誘い文句で持ち込まれることがある。誘ってきた人間と自分との間に大きな情報格差があり、法的な規制が手薄な領域は、ハイリスクな投資になる。連絡が途絶え、お金を持ち逃げされる詐欺の可能性も高い。

ら行

ランサムウエア

コンピューターウイルスの一種で、「身代金要求型ウイルス」のこと。感染した端末のデータを勝手に暗号化して使用できなくし、元に戻す「解除キー」と引き換えに身代金を要求する。身近な例としては、某市立病院の電子カルテシステムがこのウイルスに感染し、大きな問題になった。防御策として、OSやセキュリティーソフトを最新に保つとともに、データのバックアップは必須だ。なお、ランサムウエアに感染した場合でも、身代金を支払うべきではない。ファイルが戻る保証はなく、金銭を支払うと同時に個人情報も渡すことになるため、次なる攻撃の標的になるからだ。セキュリティソフト開発元のサポートセンターなどに相談するのが正しい一次対応となる。

知らなきゃマズい
医師×お金のルールとマナー

2020年3月30日　初版第1刷発行
2021年1月20日　初版第2刷発行

編　集　日経メディカル（江本 哲朗）
発行者　原田 衛
発　行　日経BP
発　売　日経BPマーケティング
〒105-8308
東京都港区虎ノ門4-3-12

イラスト　やまもと 妹子
デザイン　LaNTA
印刷・製本　大日本印刷株式会社

ISBN978-4-296-10565-6

● 本書に関するお問い合わせ、ご連絡は下記にて承ります。
https://nkbp.jp/booksQA

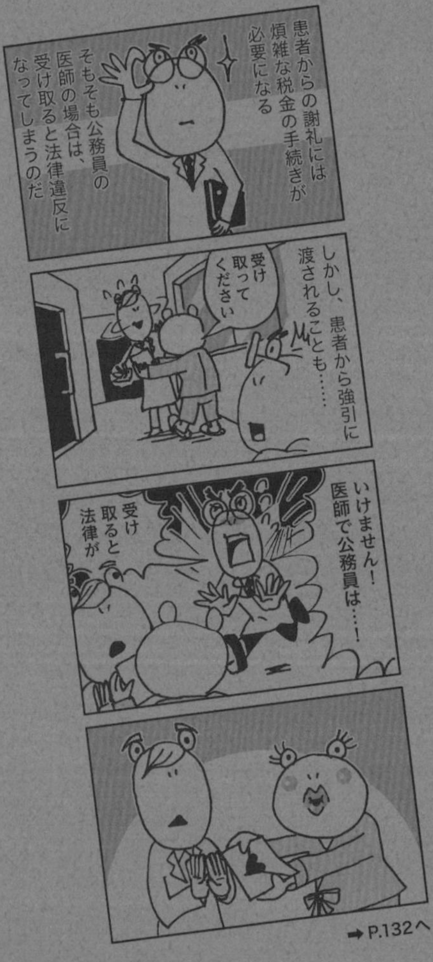
患者からの謝礼には
煩雑な税金の手続きが
必要になる
そもそも公務員の
医師の場合は、
受け取ると法律違反に
なってしまうのだ
しかし、患者から強引に
渡されることも……
受け取ってください
いけません！
医師で公務員は……！
受け取ると
法律が

➡P.132へ